9 AY GEBELİKTE BESLENME

DÜZ GÖBEK SAĞLIKLI BEBEK

24 AY ANNE BEBEK BESLENMESİ

Merve Bilge Atalay

Düz Göbek Sağlıklı Bebek / *Merve Bilge Atalay*

Yayıncı ve Matbaa Sertifika No: 10614

Genel yayın yönetmeni Ahmet Bozkurt
Editör Burcu Bilir Agalar
Kapak uygulama Eylem Sezer
Sayfa tasarım Derya Balcı

ISBN: 978-975-10-3801-2

17 18 19 20 7 6 5 4 3 2 1
İstanbul, 2017

Baskı ve Cilt
İnkılâp Kitabevi Yayın Sanayi ve Ticaret AŞ
Çobançeşme Mah. Sanayi Cad. Altay Sk. No. 8
34196 Yenibosna – İstanbul
Tel : (0212) 496 11 11 (Pbx)

İnkılâp Kitabevi Yayın Sanayi ve Ticaret AŞ
Çobançeşme Mah. Sanayi Cad. Altay Sk. No. 8
34196 Yenibosna – İstanbul
Tel : (0212) 496 11 11 (Pbx)
Faks : (0212) 496 11 12
posta@inkilap.com
inkilap.com

9 AY GEBELİKTE BESLENME

DÜZ GÖBEK SAĞLIKLI BEBEK

24 AY ANNE BEBEK BESLENMESİ

Merve Bilge Atalay

İNKILÂP 90. yıl

Her zaman benim yanımda olan,
kitabı yazmamı her daim destekleyen
annem Emine Selcan Bilge'ye;
bugünlere gelmemde büyük emeği olan
babam Doç. Dr. Halis Bilge'ye;
güzel ve canım kardeşim Şevval Bilge'ye;
anlayışlı eşim ve desteğim Murat Atalay'a;
minik bebeğim, güzel sarı kuşum
Miraç Atalay'a ithafen...

İÇİNDEKİLER

ALTINCI BÖLÜM

emzirme hakkında bilmeniz gerekenler

YEDİNCİ BÖLÜM

mama kullanımı

SEKİZİNCİ BÖLÜM

ek gıda

DOKUZUNCU BÖLÜM

bebekler için beslenme tabloları ve örnek mönüler

ONUNCU BÖLÜM

bebekler için 10 harika tarif

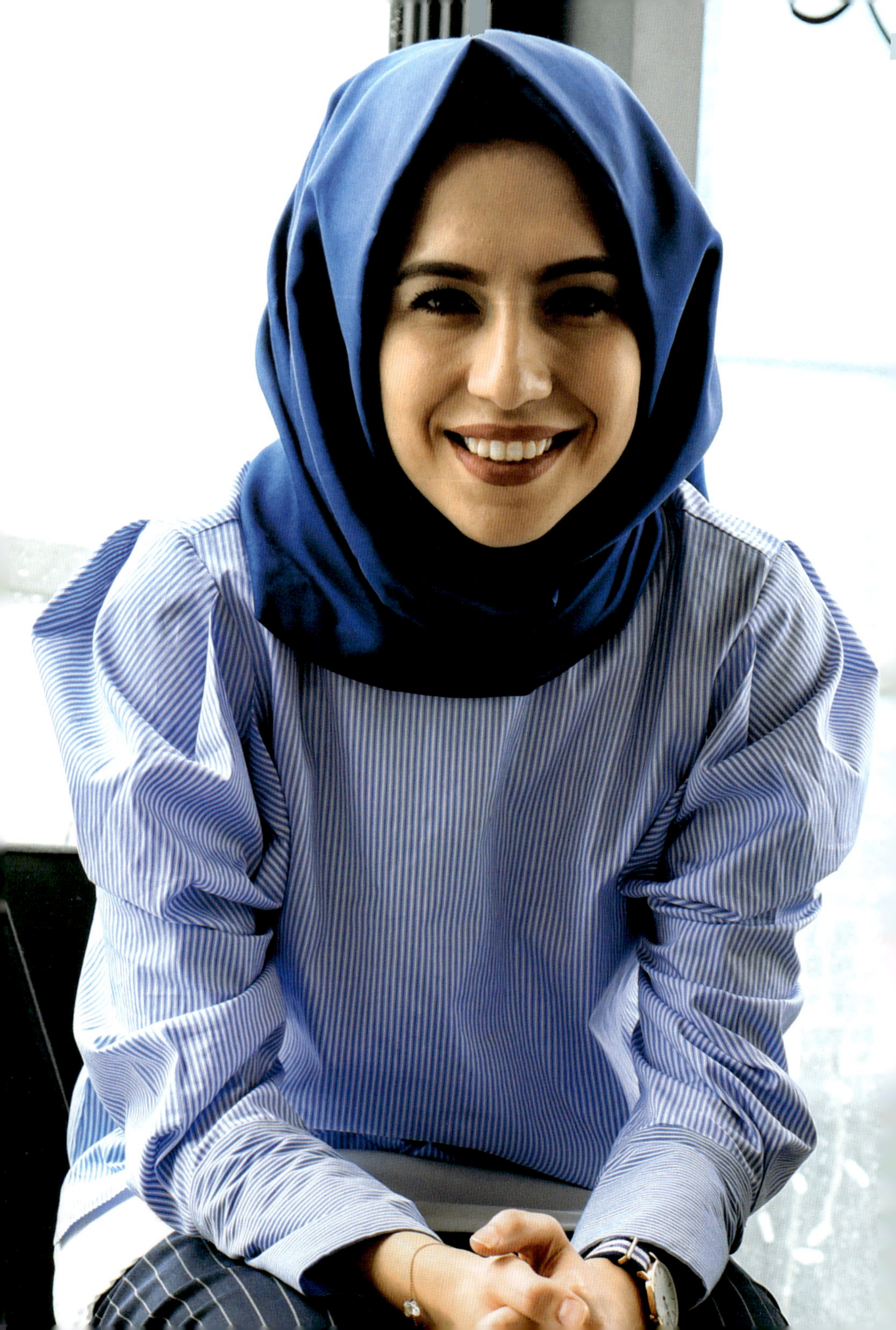

· GİRİŞ ·

Hani kocaman işleri yaparsın, okyanuslar aşarsın da derede boğulursun. Benim bu girişi yazmam da aynı bu şekilde oldu. Koca kitabı yazıp giriş için üç cümle yazamayanlardan selam olsun...

Neden mi? Biraz duygu karmaşası içindeyim. İlk kitabım *28 Gün Yeter*'i yazarken hamileydim. Şimdi ben bu satırları yazarken ilk kitabım birkaç baskı yaptı ve yapmaya da devam ediyor. Miraç büyüdü –"büyüdü"den kasıt hâlâ bir bebek ama en azından 2 yaşında–. Ben hem kendi hamilelik tecrübelerimi ve sonrasında yaşadıklarımı, hem de diyetisyen kimliğimi harmanlayarak yeni ve oldukça faydalı olduğunu düşündüğüm ikinci kitabımı yazdım.

Bilgi kirliliğinin oldukça çok olduğu günümüzde hem doğru hem yanlış bilgiye ulaşabilmek artık çok kolay. Bu kitabı, yanlışlardan sıyrılıp doğruya ulaşabilmeniz için yazdım. Bir bebeğe, bir anneye iyi gelebilmek, onlara umut olabilmek için... Hamile bir kadının 9 ayını rahat geçirdiğini, bir bebeğin güzelce doyup rahatça uyuduğunu bilmek için. Bir annenin doğum kiloları yüzünden umutsuzluğa kapılmaması, depresyona girmemesi için yazdım...

Hamilelik öncesinde, hem de 9 ay 10 gün boyunca yanı başınızda durmasından dolayı huzur bulacağınız, doğumdan itibaren ilk 6 ay emzirme, kilo verme ya da emzirememe gibi durumlarda gün içinde vakit buldukça açıp tekrar tekrar bakacağınız, sizi de bebeğinizi de güvende ve rahat hissettiren, anlaşılır bir kitap yazdığımı düşünüyorum. Çünkü,

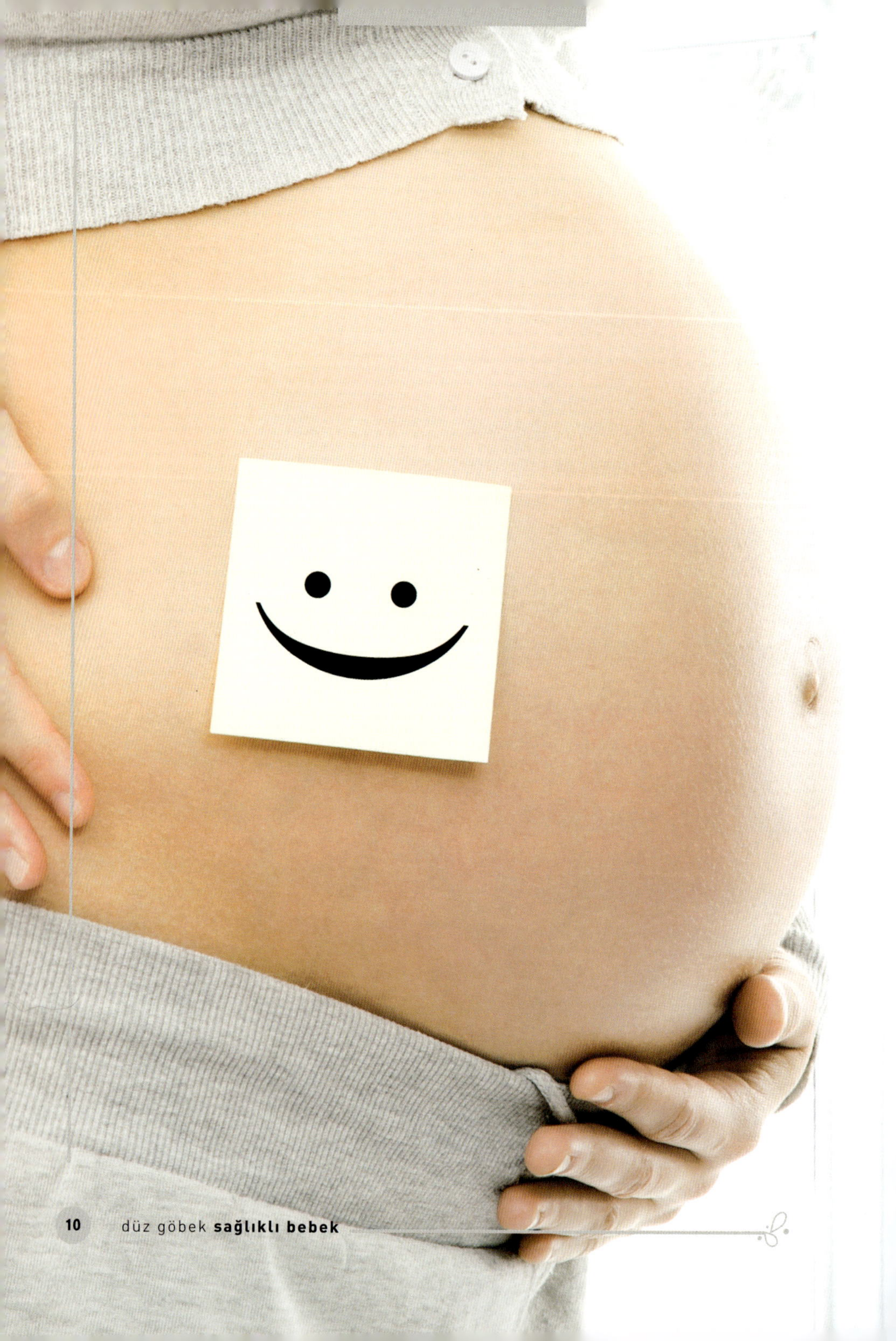

ben böyle bir kitaba çok ihtiyaç duymuştum. İnsan bazen karşısındakinden onu anlayan tek bir cümle duymak istiyor ya da yaşadığı bir sıkıntının çözümü olduğunu, çözülebileceğini bilmek istiyor. Bazen de sadece daha iyi olabilmek için öğrenmek istiyor. Bütün bu ihtiyaçlara cevap verebileceğini hissettiğim bir kitap var artık elinizde. Açıp bir okuyun bence. Gereksiz onlarca şey okuduğumuz bu devirde biraz kitap okumaya da ihtiyaç yok mu sizce?

Bu kitabı okuduğunuzda bebeğinizin kazanacağı çok şey varken (doğru kilo alımı, doğru beslenmesi gibi), sizin kazandıklarınızın yanında bir de kazanırken kaybedeceğiniz, hızla vedalaşacağınız kilolarınız var.

· BU KİTAPTA NELER Mİ VAR? ·

- Hamilelikten önceki 3 ay nasıl beslenmeli, hamilelik için vücudu nasıl hazırlamalı?
- Zayıf, normal, hafif kilolu, kilolu hamile kalanlar kaç kilo almalı, ay ay nasıl beslenmeli, günlük ihtiyaçlar nedir, vitamin ve mineral kullanımı hamilelikte nasıl olmalı? Doğru ve yeterli beslenme sağlayacak günlük listeler
- Fazla kilo almadan, güzel ve mutlu bir hamilelik hayal mi?
- Hamileliğimde yaşadığım sıkıntılar ve ay ay ruh hali değişimleri
- Hamilelikte hangi sporları yapmalı?
- Şeker yüklemesi yaptırmalı mı yaptırmamalı mı?
- Gestasyonel diyabet tanısı ve sonrası
- Hamilelikte asla kullanılmaması gereken önemli yiyecek ve içecekler
- Hamilelikte kabızlık
- Hamilelikte mide bulantısı nasıl önlenir?
- Hamilelik çatlakları
- Doğumdan sonra ilk 40 gün içinde hem kilo verip hem de sütünüzü artırma teknikleri

- Süt artırıcı harika besinler
- Süt azaltan, uzak durulması gereken besinler
- Bebeğe gaz yapan besinler
- Sütünüz bebeğinize yetiyor mu?
- Doğru emzirme teknikleri
- Bebek ne sıklıkta emzirilmeli?
- Emziren anneler için süt artırıcı kürler
- Göğüs yaralarını ve mastiti nasıl engellersiniz?
- Mama kullanılması gereken durumlar ve mama kullanımı
- İlk 12 ay emziren anne için örnek 7 günlük mönü
- Emzirme döneminde spor yapılır mı?
- İlk 2 yıl erkek ve kız çocukları için boy-kilo–gelişim tablosu
- Ek gıdaya geçiş süreci, ay ay ek gıda rehberi ve BLW
- 1 yaş öncesi yasak besinler
- Bebekler için beslenme tabloları ve örnek mönüler
- Bebekler için 10 harika tarif

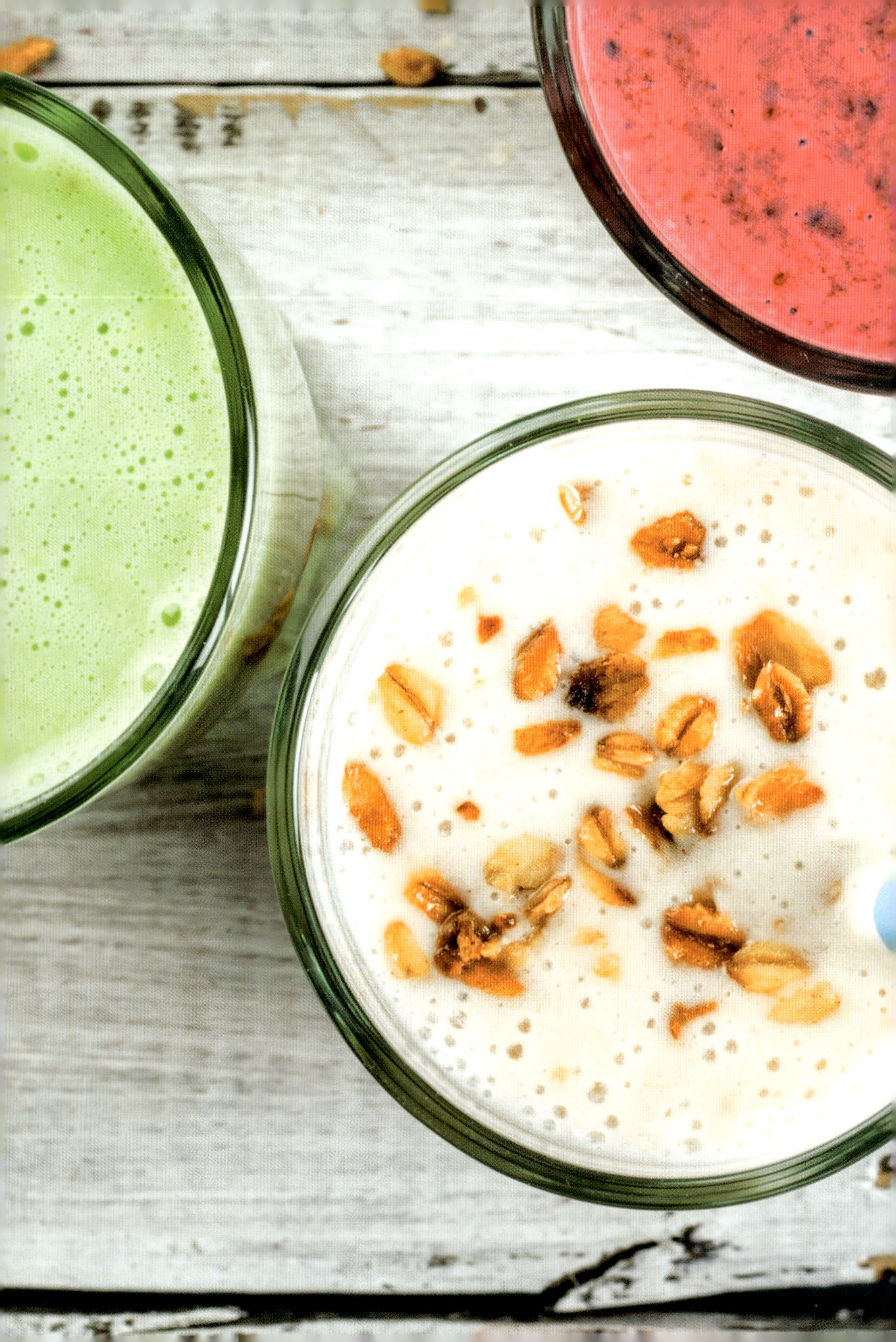

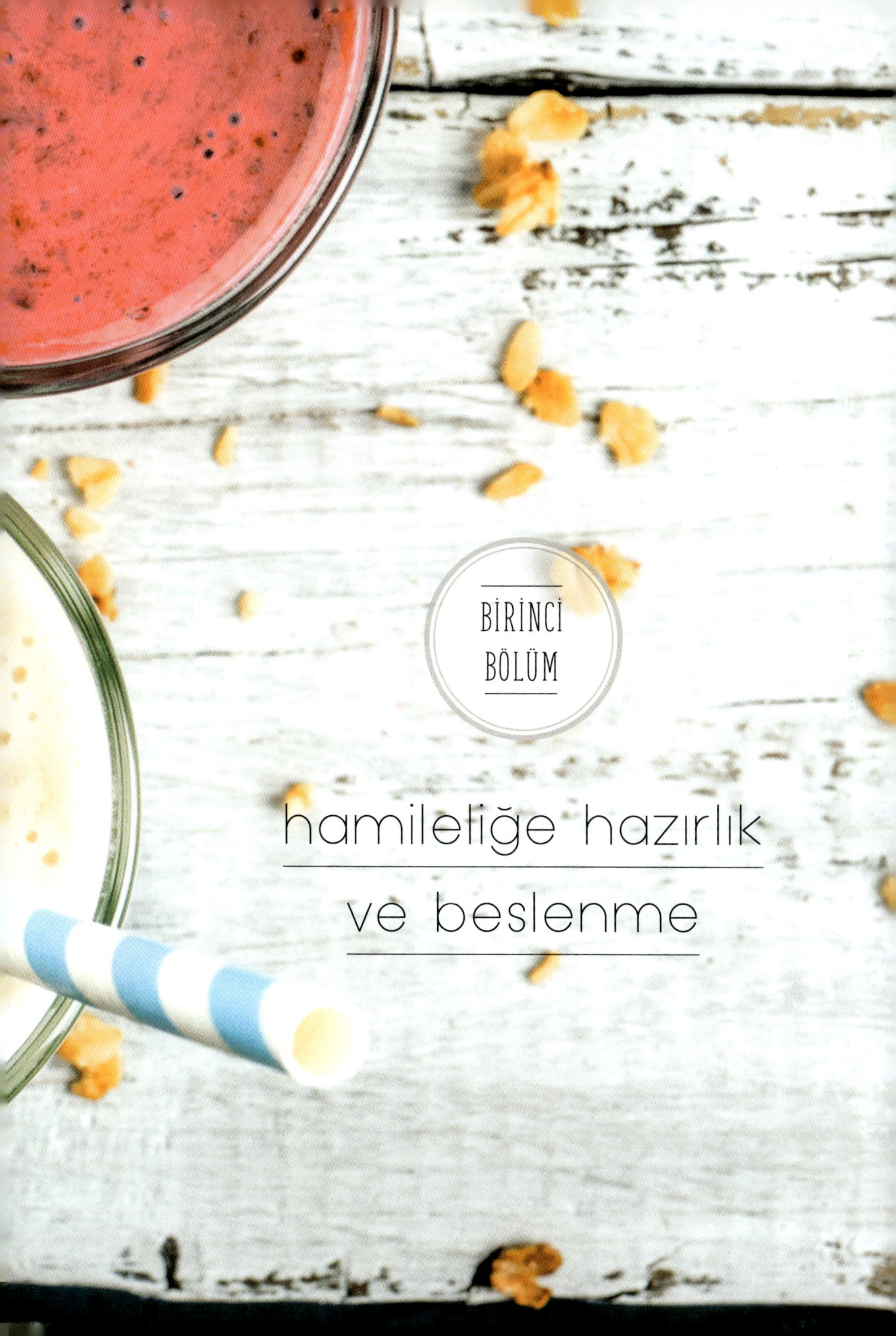

BİRİNCİ BÖLÜM

hamileliğe hazırlık ve beslenme

Bu kitabı elinize aldıysanız ve bu satırları okumaya başladıysanız, ya hamilelik yolculuğuna başlamamış fakat başlamak üzeresiniz ya da

hamilesiniz...

Hamile Kalmaya Karar Verdiniz?

Hamilelik yaklaşık 9 ay süren, bebek ve anne için çok önemli bir süreçtir. Bu süreci ve bu süreçten hemen önceki dönemi doğru yönetmek ve mutlu, huzurlu bir hamilelik geçirmek sizin elinizde. Dilerseniz, 9 ay boyunca mutlu, rahat bir hamilelik geçirebilir ve bu 9 ayın sonunda huzurla bebeğinize kavuşabilirsiniz. Bunun için öncelikle, eğer hamilelik düşünüyorsanız mutlaka kadın doğum uzmanına gidip gerekli kan tahlillerini yaptırmalı ve çıkan sonuçlarla birlikte kadın doğum uzmanınızın önerdiği şekilde takviyelere (folik asit, demir gibi) başlamalısınız. Tabii ki bu takviyelerle beraber sağlıklı beslenmeye adım atmak da çok önemli.

Günümüzde hamile kalmak oldukça zorlaştı. Bunun temel sebeplerinden birisi yanlış beslenme ve fazla kilolar denebilir. Hamilelik planınız varsa ama hamile kalamıyorsanız ve kilonuz fazlaysa ilk aşamada fazla kilolarınızdan kurtulmak doğurganlığınızı artıracaktır. (Polikistik over sendromu (PCO) olan hastaların birçoğu fazla kilolarından kurtulduklarında daha kolay âdet görebilmekte ve hamile kalabilmektedirler.)

Kilonun yanında vücut yağ oranının ve bölgesel yağlanmanın da hamileliğe etkisi büyük. Bel kalça oranı 0.85 olan bireylerin doğurganlıklarının daha yüksek olduğunu araştırmalar göstermekte. Bu yüzden fazla kilolar ve fazla yağlar sadece görsel olarak mutsuz etmekle kalmıyor, hem hamile kalamamaya hem de riskli ve zor gebelikler geçirilmesine neden oluyor.

Hamile Kalmadan Önce Nasıl Beslenmelisiniz?

Hamilelik düşünüyorsanız, doktor kontrolünden sonra yapmanız gereken ilk şey sağlıklı beslenmeye başlamak olmalıdır. İkincisi kötü alışkanlıklarınızdan kurtulmak, üçüncüsü de aşırı yorucu olmayan, normal tempolu günlük rutin yürüyüşlere başlamak olacaktır. Bu satırları okumaya devam ederken kalkıp bir bardak su alarak işe başlayabilirsiniz. Her zaman söylüyorum yine söyleyeceğim, bizi bu yarınlar mahvetti... Şimdiden anlaşalım, bu kitapta ve bundan sonra yarın yok; şimdi var. Evet şimdi, hemen şimdi başlıyoruz.

İlk olarak içtiğiniz günlük su miktarını 2.5 litre civarına çıkarmanız ve günlük (haftada 5 gün de olur) 30-45 dakika kadar orta tempolu yürüyüş yapmanız gerekiyor. Bunların yanında hamilelik için olmazsa olmaz kötü alışkanlıklardan kurtulmak şart. Peki bu kadar yıldır kirlenmiş bu vücudu nasıl temizleyip bebek için hazır bir hale getireceğiz? Su ile yıkayacağız; sporla, bolca sebze ve meyve ile kendine getirip, toksinlerden arındıracağız; tertemiz yapacağız. Kendinize günlük bir yemek rutini oluşturacaksınız. Hemen size bu ay ve önümüzdeki 3 ay için 10-15 kural koyabilmeniz adına güzel bir kural sayfası veriyorum. Bu kuralları hayata geçirdikçe ve uyguladıkça, yaşamın içine dahil ettikçe zaten diyet kavramı ortadan kalkacak ve siz farkında olmadan kilo vereceksiniz.

Örnek olması adına benden size 10 altın kural. Siz bu kurallara eklemeler yapabilir ya da kurallarınızı değiştirebilirsiniz. Yalnız burada dikkat etmeniz gereken bir konu var. Aşırı kısıtlamaları olan bir kural tablosu olmasını istemiyorum, çünkü bu 3 ya da 6 ayın peşinden gelen hamilelikte de bir kısım kurallara devam edebilmelisiniz. Bir de hemen hamile kalma ihtimaliniz varsa, bitki çaylarından şimdiden uzak durmanız yararlı olacaktır.

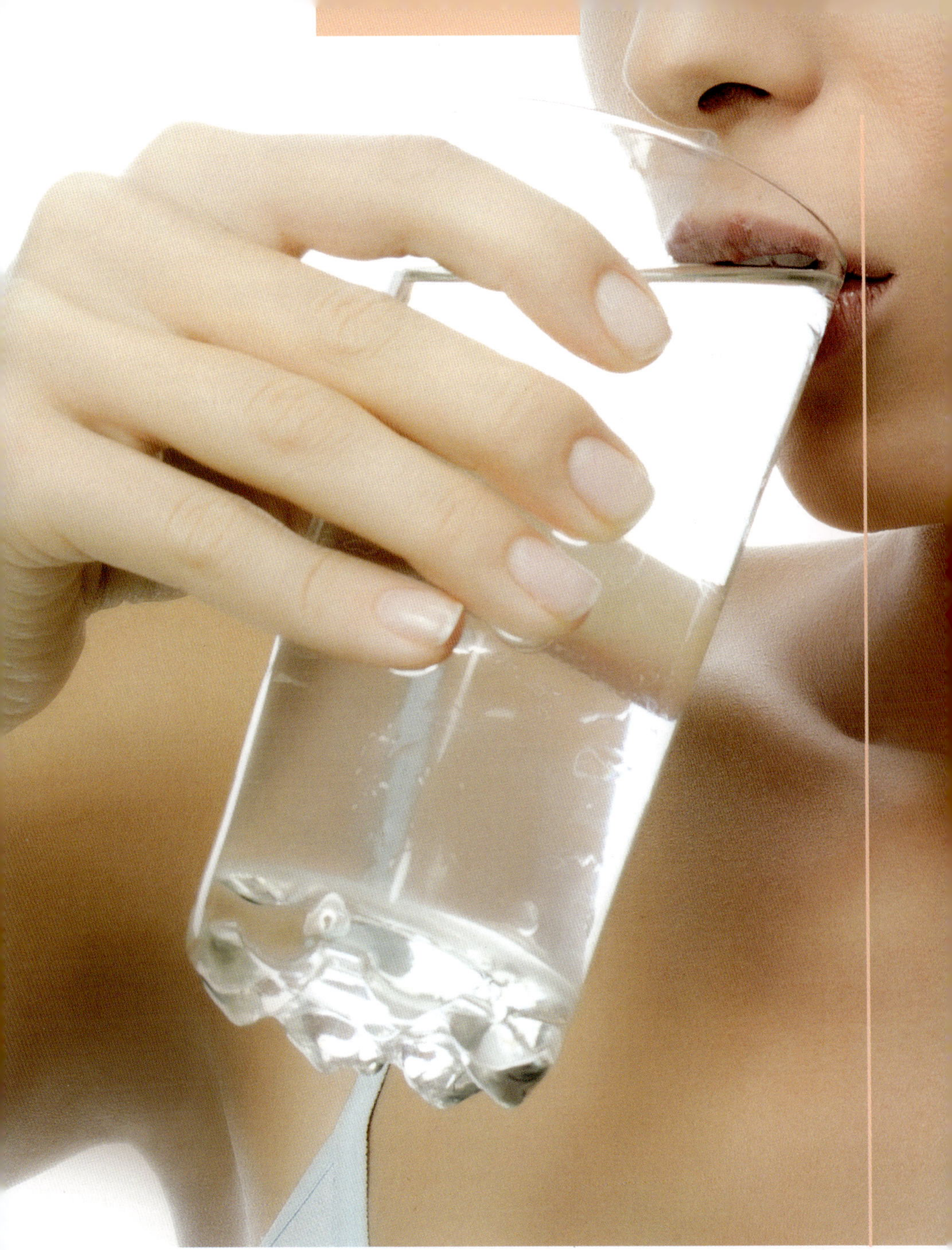

Merve'nin 10 Altın Kuralı

1 Akşam 20.00'den sonra bir şey yemek yok.

2 Kahvaltı mutlaka 9.30'a kadar yapılacak.

3 Kahvaltıda pazar hariç börek, poğaça ve 2 dilimden fazla ekmek yok.

4 Öğle yemeğinin 1/3'ünü yemeyeceğim (tabağıma almayacağım).

5 Öğle ile akşam yemeği arasında küçük bir öğün yapacağım.

6 Akşam yemeğinde bir dilim ekmekten fazla yememeli, pilav ve makarnadan uzak durmalıyım.

7 Her gün en az 2.5 litre su içmeliyim.

8 Her gün 30 dakika yürüyüş yapmalıyım.

9 Dışarıda yarım porsiyon tüketip paket yaptıracağım.

10 Aşırı acıkırsam 1 kâse yoğurt yiyeceğim.

Sizin 10 Altın Kuralınız

1 ....
....
....

2 ....
....
....

3 ....
....
....

4 ....
....
....

5 ....
....
....

6

....

....

....

7

....

....

....

8

....

....

....

9

....

....

....

10

....

....

....

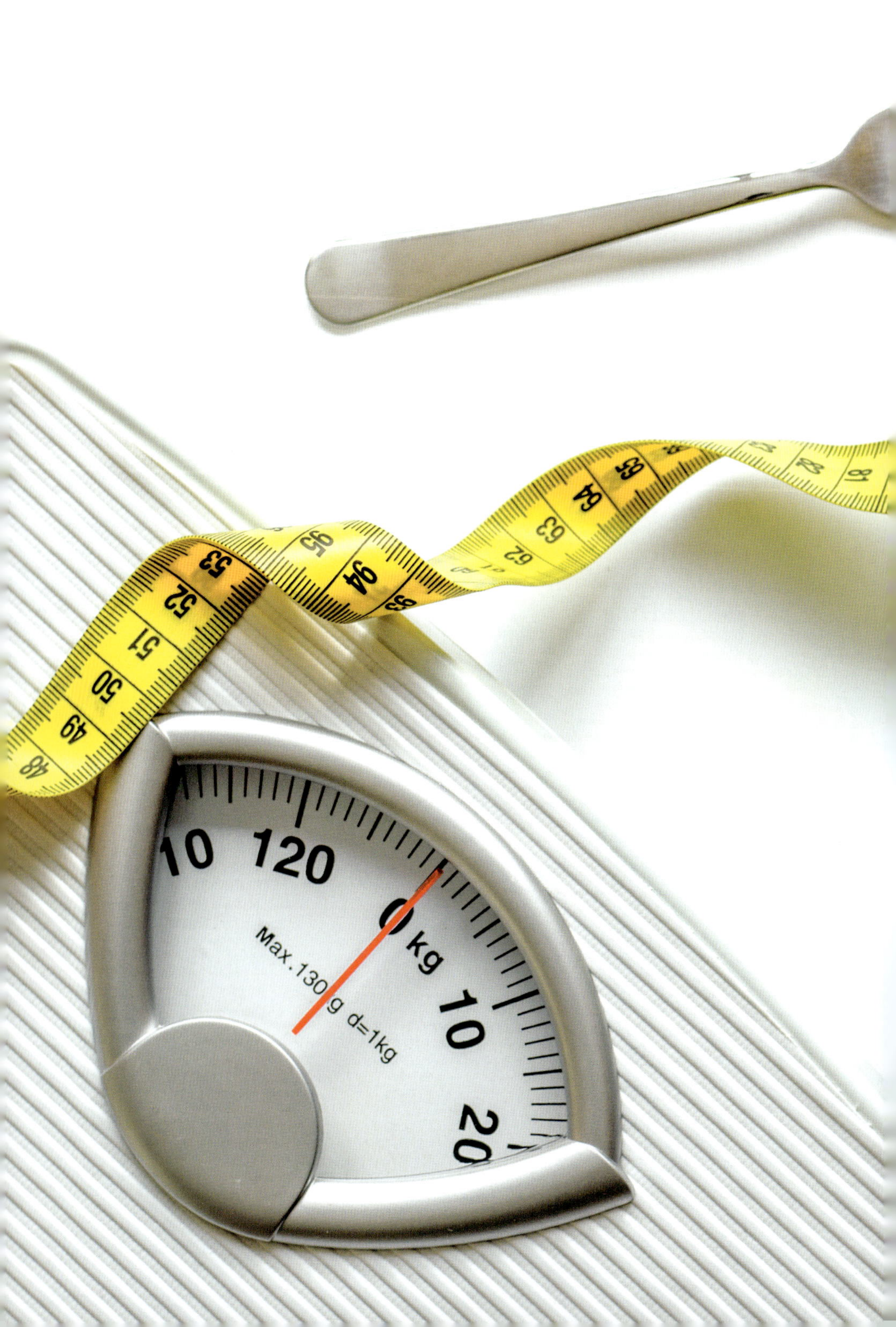

120
kg
10
d=1kg

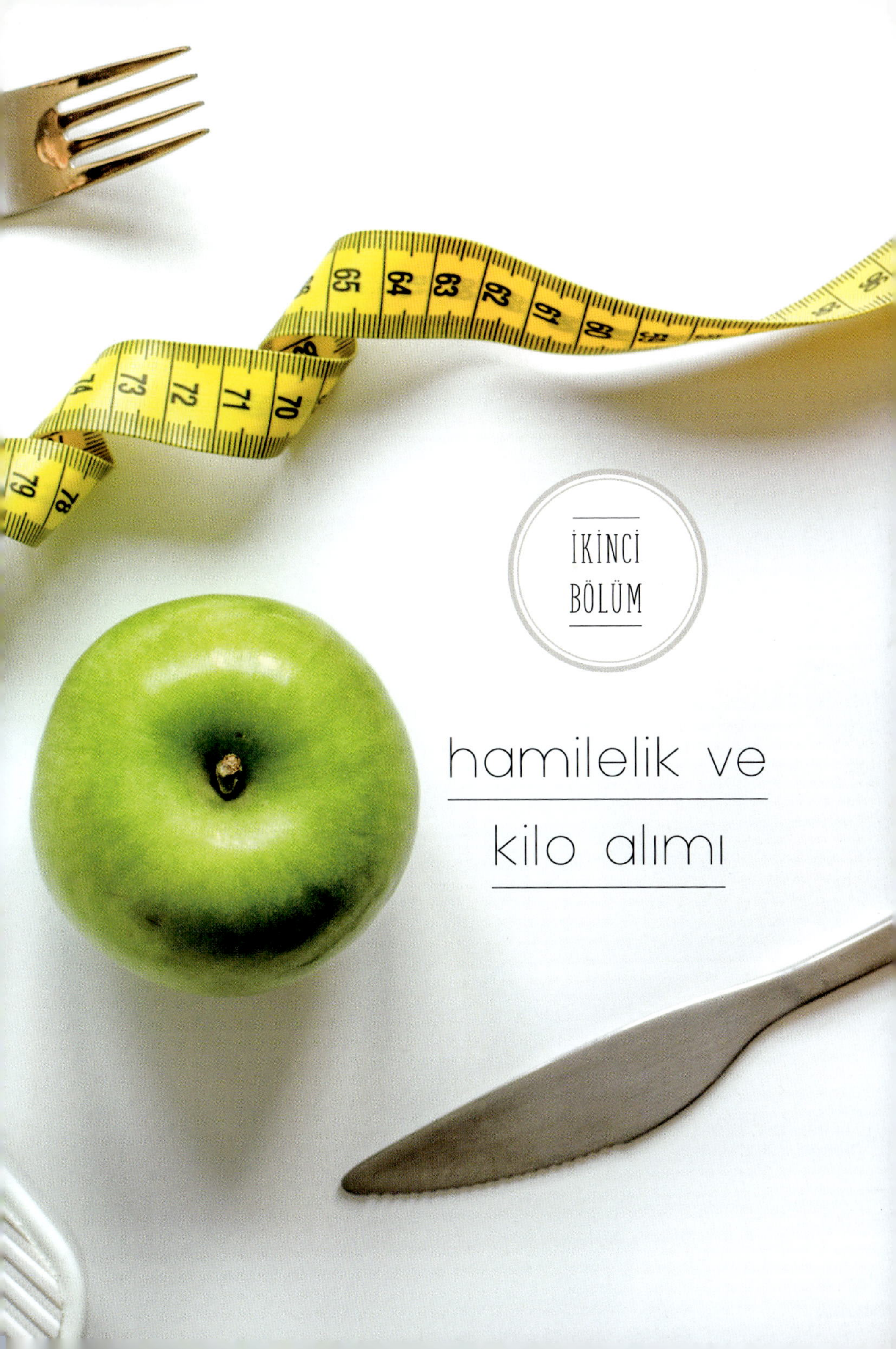

İKİNCİ BÖLÜM

hamilelik ve kilo alımı

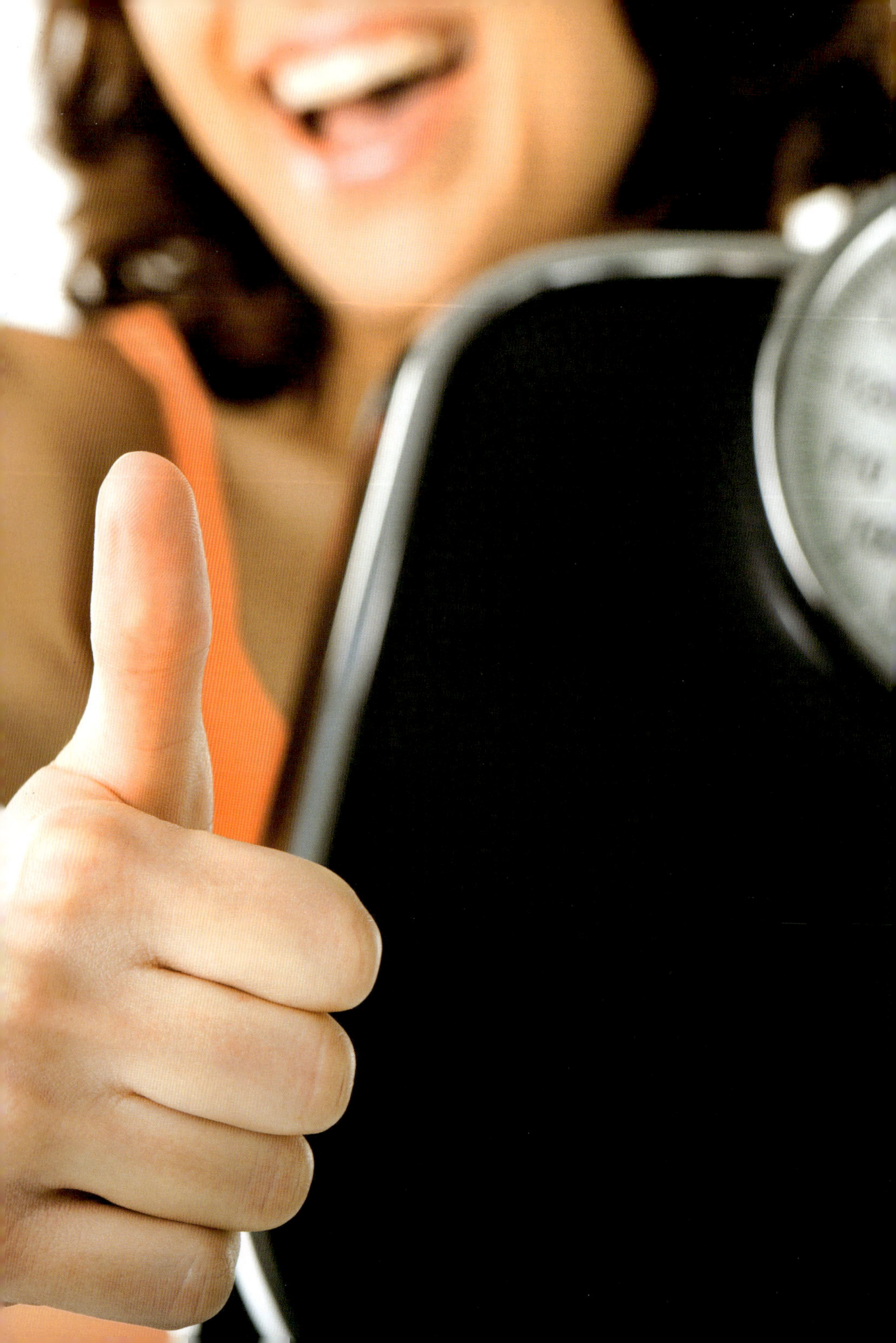

Hamilesiniz!

Evet, hamilesiniz... Bu kutlu ve mutlu haberi aldığınız andan beri içiniz içinize sığmıyor, tabiri caizse dolup dolup taşıyorsunuz. Sevinç gözyaşlarınızı tutamıyor, duygu patlamaları yaşıyorsunuz, çünkü bu harika bir haber. Belki yıllardır, belki birkaç aydır beklediğiniz, belki de habersiz çıkıp gelecek olan evin minik yeni üyesi o... Her şey çok güzel evet ama, peki ya bundan sonra ne olacak?

Bazılarının 2. ya da 3., belki de 4. gebeliği... Birçok kadın şimdiden "Peki ya kilo?" diye düşünmeye başladı bile. Belki de ilk gebeliğiniz ve tüm vücudunuz büyük bir bilmiyormuşluk hissiyle kaplandı. Öncelikle rahatlamalısınız, çünkü bu sizin ve bebeğiniz için oldukça önemli. Bu kitapla beraber bugünden itibaren yaşayabileceğiniz her şeyi önceden öğrenip gerekli önlemleri alabileceksiniz.

Hamilelikte Kaç Kilo Almalısınız?

Hamile kaldıktan sonra akla gelen en önemli sorulardan birisi de "Hamilelikte kaç kilo almalıyım?" Bu gerçekten önemli bir nokta, çünkü hamilelikte alınması gereken kilonun başlangıçta, yani hamile kaldığınızda boyunuza göre kilo oranınız ile de ilgisi var. Öncelikle sizden beden kitle indeksinizi (BKİ) hesaplamanızı isteyeceğim. Dilerseniz bunu bir örnekle açıklayalım:

Kilonuzun 65, boyunuzun 1.60 olduğunu düşünelim.

İlk olarak kilonuzu boyunuza böleceksiniz. (Burada dikkat etmeniz gereken nokta boyunuzu 1.60 şeklinde yani metre cinsinden yazmak.) 65 kiloyu 1.60'a böldükten sonra çıkan sayıyı tekrar boyunuza bölmeniz gerekiyor, yani çıkan sayıyı tekrar 1.60'a böldükten sonra çıkan sonuç sizin BKİ'nizi (beden kitle indeksinizi) gösterir.

65 : 1.60 = 40.63

40.63 : 1.60 = 25.39

...... : .... = ...

.... : .... = ...

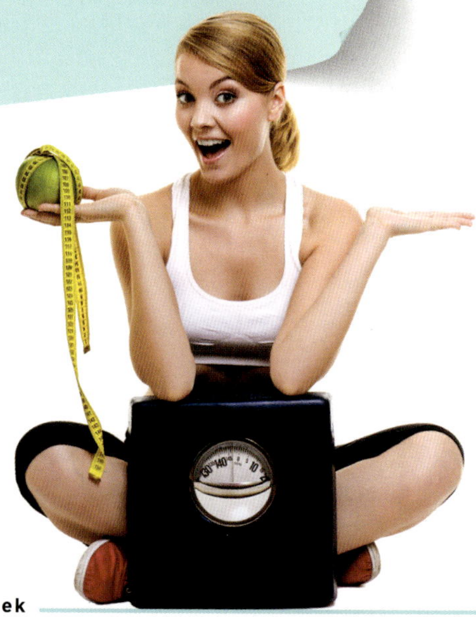

Çıkan sonuca göre;

18.5'in altındaysanız zayıf

18.5 ve 25.00 arasındaysanız normal

25.00 ve 30.00 arasındaysanız hafif kilolu

30.00 ve 35.00 arasında 1. derece kilolu-obez

35.00 ve 40.00 arasında 2. derece kilolu-obez

40.00 ve sonrası 3. derece kilolu-obez

Alacağınız kilo çıkan sonuca göre değişiklik gösterebilir. Bunu 4 küçük başlık altında inceleyebiliriz.

❶ BKİ'niz 18.5 ve altında ise

Zayıfsınız demektir ve zayıf başlanan gebeliklerde daha fazla yağlanma ve daha fazla kilo alımı olması oldukça normaldir. Bu nedenle toplamda 18 kiloya kadar alınmasını normal karşılayabiliriz. Hatta ciddi zayıflıklarda bu kilo 20 kiloya kadar çıkabilir.

Fakat bu kiloların bir anda alınmaması, yavaş yavaş, sağlıklı beslenme ile alınması önemli bir noktadır. Bunun yanında 12 kilodan az kilo da alınmaması gerekmektedir.

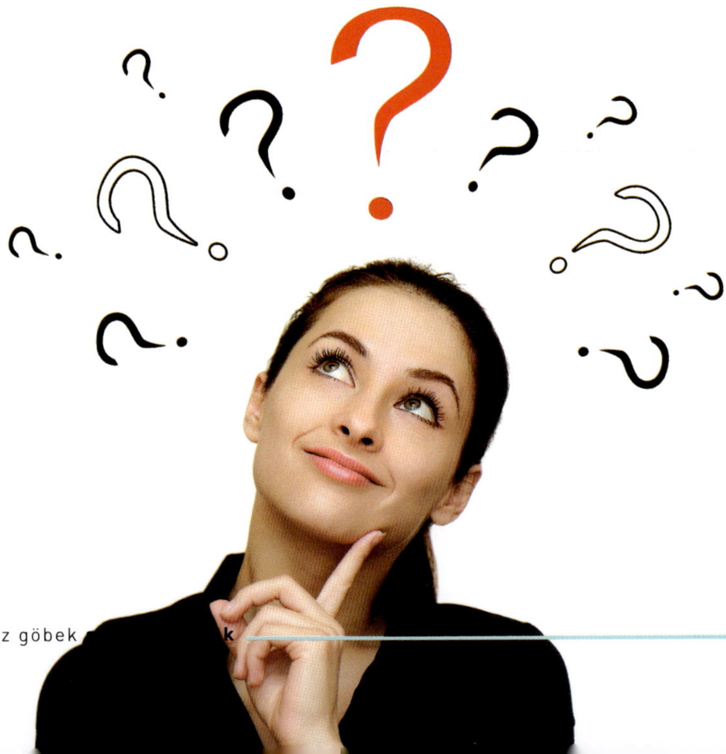

❷ BKİ'niz 18.5-25.00 arasında ise

Normal ağırlıktasınız demektir. Bu aralık için alınması gereken toplam kilo 12 kilo civarı olarak belirlenmiştir. 15 kiloya kadar alınması normaldir. Burada önemli nokta BKİ'nin yanında kişinin yağ oranıdır. BKİ'si normal olduğu halde bu aralıkta bölgesel fazlalığı olan kişilerin yağ oranları çoğunlukla olması gerekene göre fazladır.

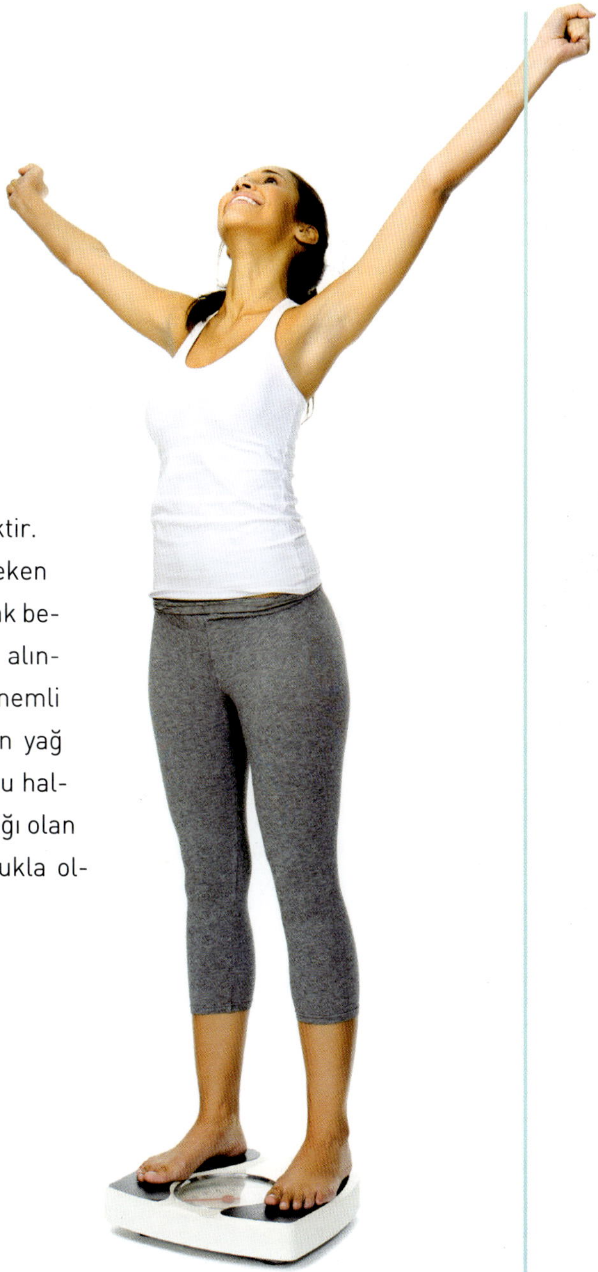

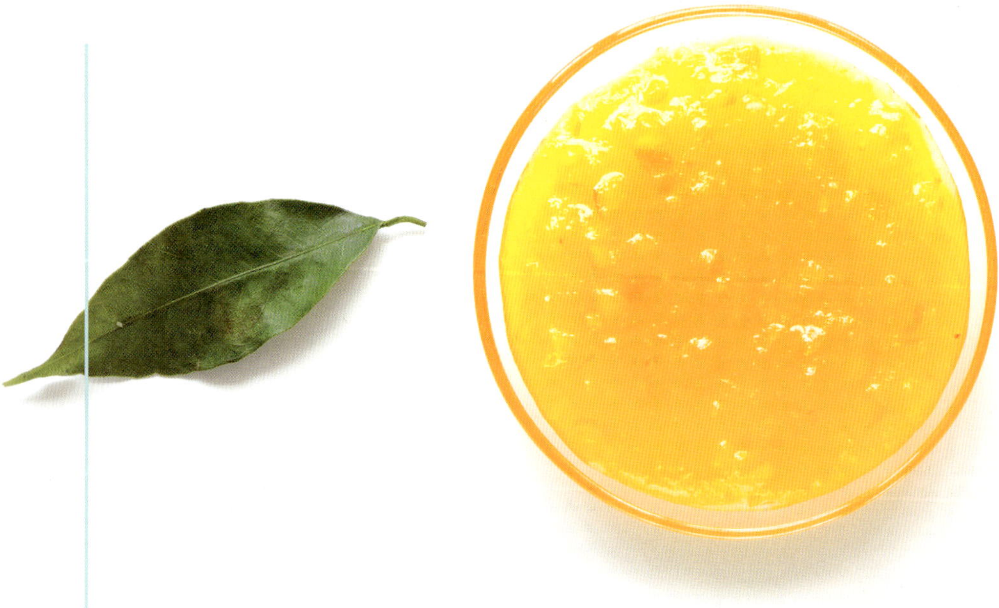

Eğer isteniyorsa ilk 3 ay kısıtlı olmayan yeterli ve dengeli bir diyetle kilo verilebilir. 3. ay bitimi ile kilo alınmaya başlanabilir. İlk 3 ayda kusmalar, iştahsızlıklar, bulantılar ve kilo kayıpları yaşanabilir. Bu ilk 3 aydaki kilo kayıpları bebeği olumsuz etkilemez.

3 BKİ'niz 25.00-30.00 arasında ise

Hafif kilolu grubundasınız demektir. Hamilelik boyunca 10 kilo civarında almanız yeterli olacaktır. Mümkünse ilk 3 ay dengeli ve sağlıklı beslenme düzeni ile biraz kilo verimi sağlanıp hamileliğin 3. ayından itibaren yavaş ve sağlıklı kilo alımı ile toplam 10, en fazla 12 kilo ile hamilelik bitirilebilir.

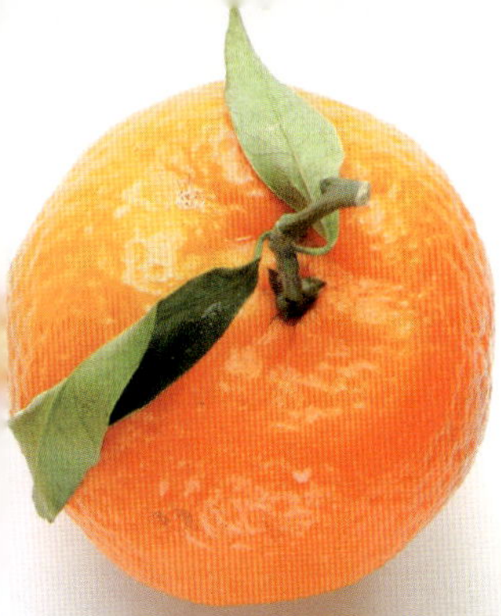

4 BKİ'niz 30.00 ve üzerinde ise

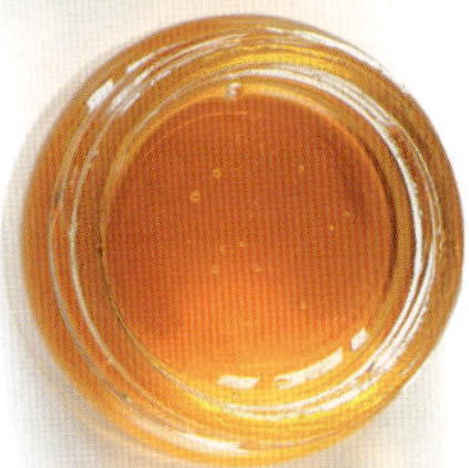

İlk 3 ay mutlaka kilo vermeniz gerekmektedir. Kesinlikle dikkat edilmesi gereken nokta tek yönlü bir beslenme olmadan az az, sık öğünlerle ilk 3 ay kilo verimi sağlanabilir. Kilolu kişilerin mutlaka ilk 3 ay kilo vermeleri gereklidir. Mümkünse ilk 3 ay 10 kiloya kadar verilmelidir. Hamilelikte toplam alınan kilo 8 kilo civarında olmalıdır.

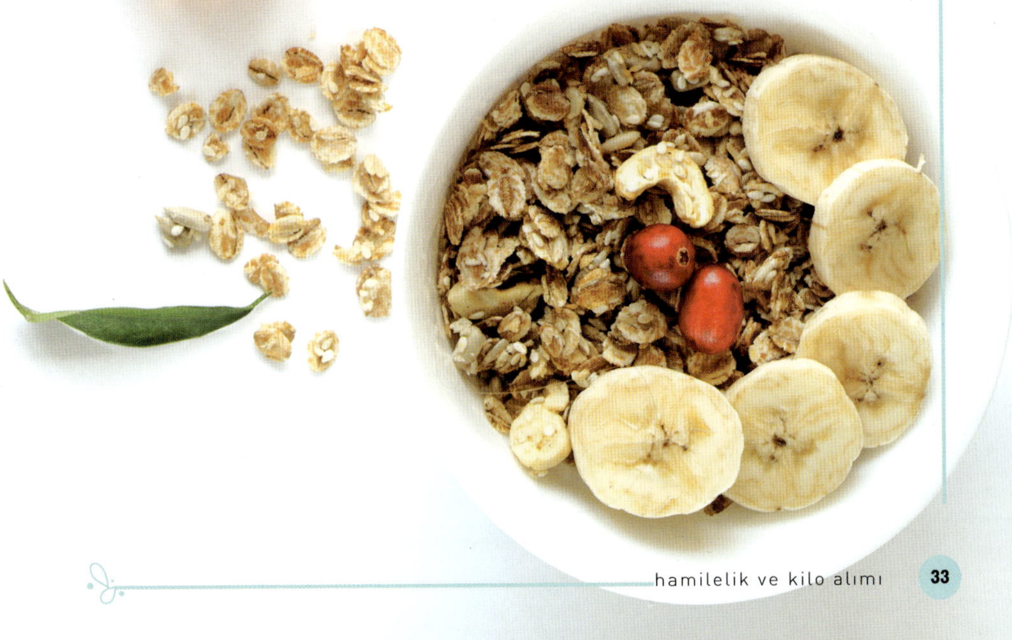

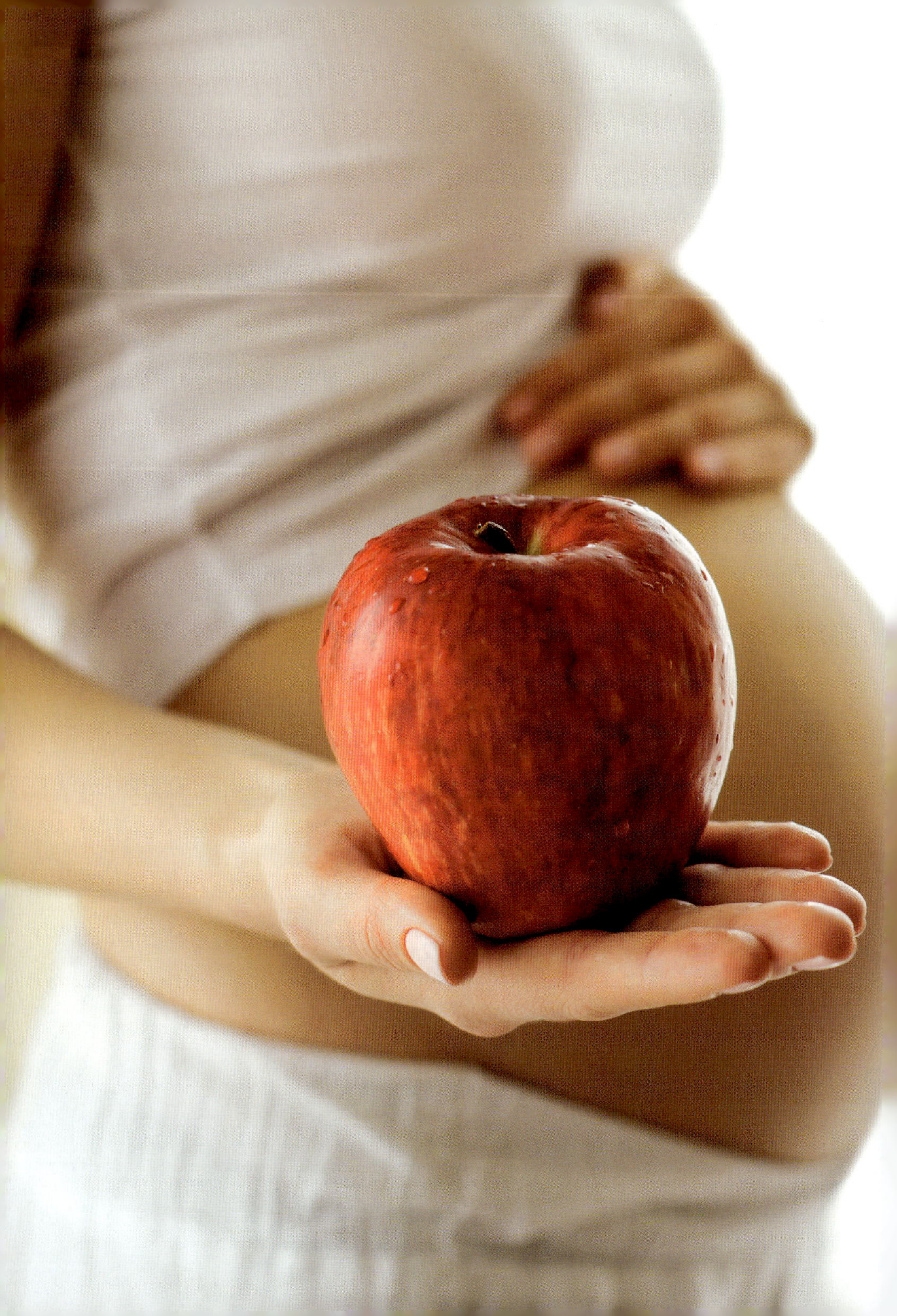

ÜÇÜNCÜ BÖLÜM

ay ay hamilelikte beslenme

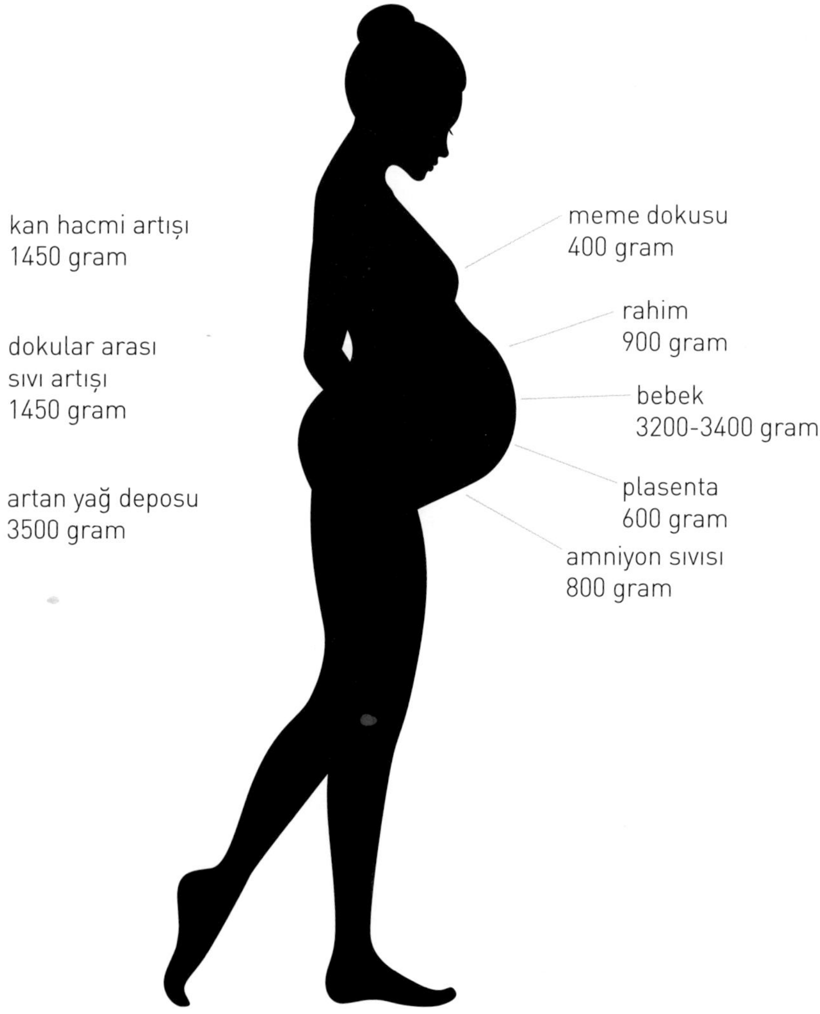
kan hacmi artışı
1450 gram
dokular arası
sıvı artışı
1450 gram
artan yağ deposu
3500 gram
meme dokusu
400 gram
rahim
900 gram
bebek
3200-3400 gram
plasenta
600 gram
amniyon sıvısı
800 gram

Hamileliğin İlk 3 Ayında (1. Trimestırda) Nasıl Beslenmeli?

Hamilesiniz! İşte müjdeli haberi aldınız; belki 5., belki 7. haftada -belki daha önce, belki daha geç- ama artık bu hayatta tek başına değilsiniz. Şimdiden daha çok sorumluluk var üzerinizde. Nasıl yapsanız, nerden başlasanız? Öncelikle panik yapmamak ve stresten uzak durmakla işe başlayabilirsiniz.

İlk üç ay doktorunuzun size verdiği takviye gıdaları -ki genelde sadece folik asit oluyor- kullanmaya başlamanın haricinde ilk adım olarak sigara ya da alkol kullanımı gibi kötü alışkanlıklarınız varsa bunları tamamen bırakmak olur. İkincisi, içtiğiniz tüm bitki çaylarını yeşil çay dahil olmak üzere bırakmaktır; üçüncüsü ise içtiğiniz siyah çay ve kahve miktarını azaltmaktır. Hatta bazı günler hiç kahve içmemek ve çayı açık veya az sayıda içmek şeklinde hayatınızda düzenlemeler yapabilirsiniz.

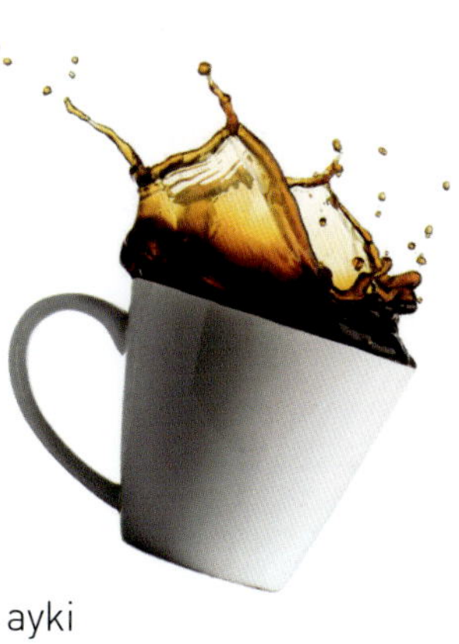

Bu üç önemli maddeden sonra, işin ilk üç ayki beslenme kısmına gelecek olursak, bebek ilk üç ayda oldukça minik olduğu için siz normal beslenmeye devam ettiğiniz sürece rahatlıkla hamileliğiniz devam edecektir. İlk 3 ayda genellikle aşırı mide bulantıları, hiç yemek yiyememe gibi durumlar da açığa çıkabilir. Böyle durumlarda öncelikle endişelenmemek, kusma ya da bulantıların hamileliğin özellikle ilk üç ayında normal olduğunu bilmek önemlidir. Fakat burada dikkat edilmesi gereken nokta, kişi sürekli kusuyor, hiçbir şey tüketemiyor, aşırı kilo veriyor ve vücut susuz kalıyorsa mutlaka doktora gidilip serum takviyesi alınmalıdır. Hamiledir önemli değil, kusar geçer mantığı burada yanlıştır. Buradaki ciddi sıvı kaybı istenmeyen sonuçlara neden olabilir.

İlk üç ayda kişilere fazla kalori eklemesi yapmaya gerek yoktur. Kişi beslenmesini düzenlemeli, kaliteli ve sağlıklı besinler tüketmeli, ancak kesinlikle büyük porsiyonlar tüketmemelidir. Bebek henüz çok küçük olduğu için ek yemek yenilmesine gerek yoktur. Hatta, BKİ'niz (bkz. bir önceki bölüm) 25 ve üzerinde ise ilk üç ay kilo verilebilir. BKİ'niz 30 ve üzerinde ise ilk üç ay kilo verilmelidir. Yine çok önemli bir noktayı burada hemen belirtmeliyim ki, hamilelikte detoks, tek yönlü beslenmenin olduğu ya da çok kısıtlı kalorili diyetler kesinlikle yapılamaz. Kişiye özel en az 1400 kalorilik ve ilk 3 ay kilo verecek şekilde düzenlenmiş diyetler yapılabilir. Bir sonraki sayfada bir günde gerekli olan tüm besin gruplarını içeren diyet listesi yer almaktadır. Kişisel özellikler ve farklılıklar göz önüne alınarak bu diyet listesindeki miktarlar azaltılabilir ya da artırılabilir.

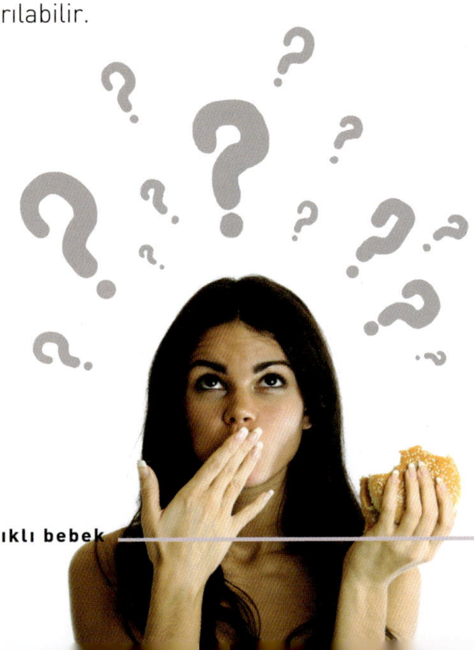

İlk 3 ay için örnek bir günlük beslenme planı

sabah

2 dilim beyaz peynir
1 tane haşlanmış ya da az yağlı tavada yumurta
5 adet zeytin
2 dilim tam buğday ekmeği
Söğüş salata mevsime uygun yeşilliklerle (limonlu)

ara

2 tam ceviz
1/2 bardak süt

öğle

1 kepçe çorba
7-8 kaşık sebze yemeği
1 kâse yoğurt
Bol yeşillikli salata

ara

2 porsiyon meyve (200 g çeşitli meyveler)
5 adet badem veya fındık
1/2 bardak süt

akşam

1 kepçe çorba
5-6 tane köfte ya da orta boy ızgara balık
1 dilim ekmek
Bol salata

ara

1 kâse yoğurt
1 porsiyon meyve

* *Mönüler kişisel farklılıklara göre azaltılabilir ya da artırılabilir.*

Hamileliğin İkinci 3 Ayında (2. Trimestırda) Nasıl Beslenmeli?

Tebrikler! Zorlu ilk üç ayı tamamladınız. Bazıları için ilk üç ay oldukça ıstıraplı geçebiliyor. Bazıları ise hamile olduğunun bile farkında olmadan rahat bir üç ay geçiriyor. Bu durumu ne yazık ki genetik olarak adlandırıyoruz, fakat beslenmemizi düzenleyerek zor durumları da rahat şekilde atlatabiliriz. Aşırı bulantı, kusma, sürekli uyku hali, fazla duygusallık ilk üç ayı size 3 yıl gibi hissettirmiş olsa da sevindirici bir haberim var. 13. haftadan itibaren birçok gebenin bulantıları yavaş yavaş kesiliyor. 16. haftadan itibarense bulantı yönünden hiçbir sıkıntı kalmıyor. Umarım 9 ay boyunca bulantı ve kusma çeken gebeler kategorisinde değilsinizdir. Eğer böyleyse ne yazık ki 13. haftadan sonra da, 16. haftadan sonra da bulantı ve kusmalar düzelmeyecektir. Fakat bu durum doktor kontrolünde ve kişi her yediğini çıkartmadığı sürece hamilelik sorunsuz bir şekilde tamamlanıyor. Yani bu büyük bir sorun değil. Sadece anne için 9 aylık zor bir süreç olarak adlandırabiliriz.

İkinci 3 ayın başlaması ile anne adayının iştahında ciddi bir artış yaşanabilir. Özellikle ilk üç ayını ciddi iştahsızlıklar ve kusmalarla geçiren anne adaylarında aylardır yemek yiyemiyormuş hissinin oluşması saldırırca yemelere dönüşebilir. Bu yüzden 4. aydan 6. ayın sonuna kadar olan 2. trimestır süreci anne adayı ve bebek için çok önemli bir süreçtir. Bu dönemde sağlıksız beslenmeler, aşırı tatlı ya da aşırı tuzlu veya dönemsel bolca turşu yeme isteği artabilir. Bu durum kesinlikle durdurulamayacak bir durum değildir. Lütfen "Ben hamileyim bolca yemeliyim" psikolojisine burada girmeyin. Evet "Hamilesiniz" fakat "bolca değil yeterli ve dengeli beslenmeniz gerekiyor". Çevrenin, "Sen iki canlısın iki kat daha çok yemelisin, bebeğini besleyemezsin" sözlerini bir süre duymayıp kulak arkası etmeniz gerekiyor.

2. trimestırda gerçekten bebeğin ve annenin ihtiyaçları artar. Fakat bu durum, hiçbir zaman sağlıksız gıdaları iki kat yiyerek çözümlenemez. Sağlıklı gıdaların miktarını artırmak mutlaka 3 ana öğün ve en az 2 ara öğün (kişinin ihtiyacına göre 3 ya da 4 de olabilir) beslenmek bu arada önemli noktaların arasındadır. Bir de ilk üç ayda mide bulantısını artırdığı için uzaklaştığınız su ile barışma vakti geldi de geçiyor. Başlangıçta 2 litre, alıştıkça günde 2.5-3 litre civarında su içilmesi gereklidir. İkinci 3 aydaki en önemli konulardan biri şeker yüklemesi olsa da bunun için ayrı bir bölüm hazırladım, bu yüzden bu konuya burada girmeyeceğim. Diğer bir önemli konu "iştah açıklığı" ya da "aşırı yeme isteği" olarak adlandırılabilir. İştahınız 4. ya da 5. ay itibari ile çok açıldı. Sağlıklı beslenmeniz gerektiğini biliyorsunuz fakat bu duruma engel olamıyorsunuz o zaman ne yapmalı? Çözüm aslında çok basit. Kişi isterse aşırı iştahını kontrol edebilir. Bu başlangıçta zor olsa da başarabileceksiniz.

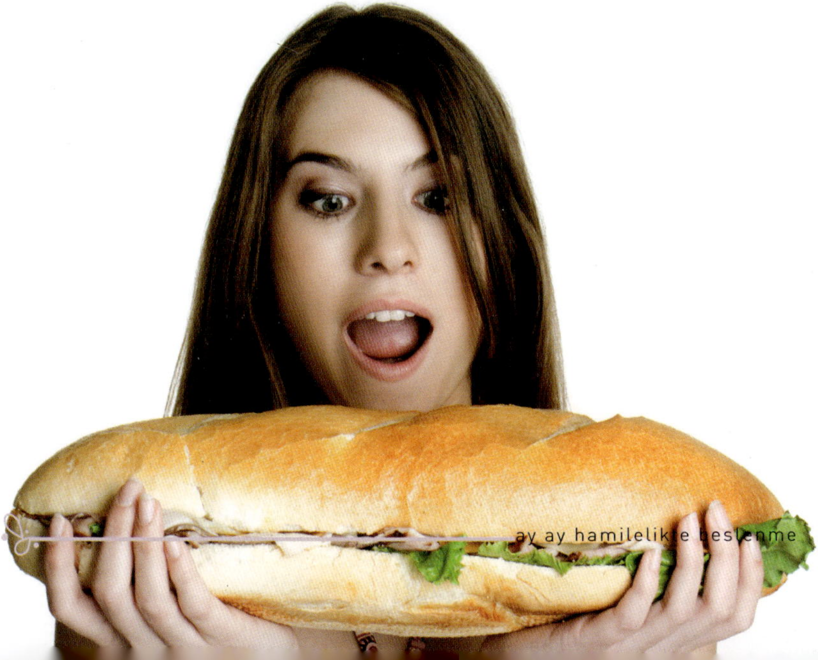

Öncelikle iştah kontrolü için ilk basamak, kahvaltıda yeterli protein, karbonhidrat ve kaliteli yağ almaktan geçiyor. Örnek mönüdeki gibi bir kahvaltı yaparsanız kan şekerinizde aşırı dalgalanmalar olmayacak ve öğle yemeğine kadar rahat ilerleyeceksiniz. Ana öğünlerde yeterli protein almak iştah dengelenmesinde çok önemlidir. Ayrıca ara öğünleri kesinlikle ihmal etmemeli; hiç vakit yoksa bile 1-2 kuru meyve, 2-3 badem ya da 1 bardak süt gibi hızlı yapılabilecek küçük bir ara öğün yapılmalıdır. Her şeyi doğru uyguladığınız halde canınız çok fazla pasta çekiyor olabilir. Bu çok normal, kendinizi çok da fazla sıkmanız gerekmiyor; siz hamilesiniz. Sürekli olmadığı sürece haftada 1-2 gün küçük miktarda kaçamaklar yapılabilir. Örneğin ikindi ara öğününde 1 dilim pasta, 1 bardak süt ile güzel bir ara öğün olabilir. Pasta yediğiniz gün ekmek ve meyve miktarını biraz azaltmanız yeterli olacaktır. Küçük kaçamakları gözünüzde büyütmek yerine telafisini yapmanız daha doğru bir davranış olur.

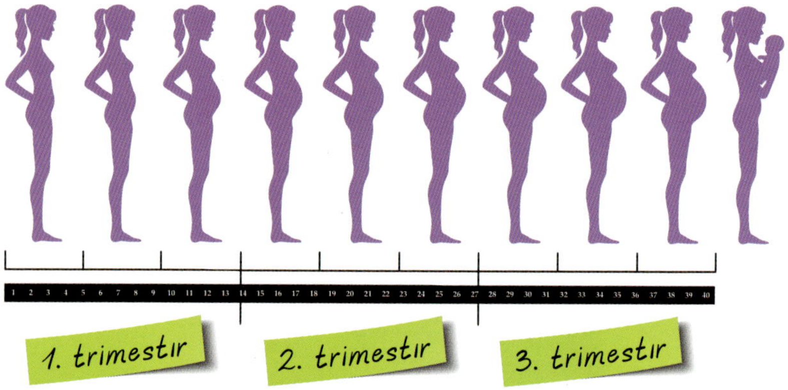

İkinci 3 ay için örnek bir günlük beslenme planı

sabah

Peynirli sebzeli omlet
5 adet zeytin
3-4 adet çiğ badem veya fındık
1 dilim tam buğday ekmeği
Söğüş salata mevsime uygun yeşilliklerle (limonlu)

ara

2 tam ceviz
1/2 bardak süt

öğle

1 kepçe çorba
8 kaşık sebze yemeği
3-4 kaşık bulgur pilavı
1 kâse yoğurt
Bol yeşillikli salata

ara

2 porsiyon meyve (200 g çeşitli meyveler)
1 galeta
1/2 bardak süt

akşam

1 kepçe çorba
Et/balık ya da tavuk
1 dilim ekmek
1 kâse yoğurt
Bol salata

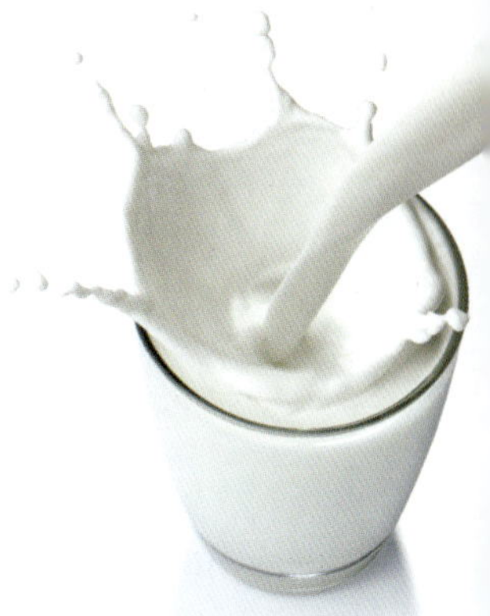

ara

1 kâse yoğurt
1 porsiyon meyve
10 adet antepfıstığı

Hamileliğin Üçüncü 3 Ayında (3. Trimestırda) Nasıl Beslenmeli?

Ne demişler "sabrın sonu selamettir". Ne kadar heyecanlı ve sabırsız olduğunuzu tahmin ediyorum. Şu üç ay bir geçse de yavrunuza bir an önce kavuşsanız. Zaman akmıyor sanki değil mi? Eskiden hızla geçen günleriniz şimdi henüz 32. hafta, daha 34. haftadayız gibi cümlelerle son buluyor. Merak etmeyin hızla haftalarınız dolacak, hatta bebeğiniz 2 yaşına geldiğinde ne kadar güzel zamanlardı diye bu günleri anımsayacaksınız. Nereden mi biliyorum? Hamilelikte sabırsızlıktan ölüyor, sürekli bir doğuruverme isteği ile yanıp tutuşuyordum. Şu an bebeğim 2 yaşında ve ben özlemle o günleri yâd ediyorum. Yani uzak değil bu güzel günler sevgili anne adayları hatta çok yakın. Hamileliğin yedinci, sekizinci ve dokuzuncu aylarını içinde barındıran 3. trimestır zor geçse de, bu aylar hamileliğin en heyecanlı, en mutlu ve en huzurlu dönemidir. Artık bebeğinize kavuşmaya çok yakınsınız ve onu daha çok hissettiğiniz için annelik hislerinizle dopdolusunuz.

Bu üç ay bebek alışverişi için en uygun aylardır. Bebeğin cinsiyetinin net şekilde belli olduğu, artık kafanızda her şeyi oturttuğunuz aylardır. Her şey böyle çok güzel giderken iştahınızın da oldukça açık olduğunu fark ettiniz mi? Geri kalan 6 ayı bir kenara koyun, yaptığınız hataları, beceremediğiniz sağlıklı beslenmeyi ve daha fazlasını. Ve bana ciddi ciddi kulak verme zamanı geldiğini fark etme zamanı. En fazla 3 ay sonra inşallah bebeğiniz kucağınızda.

Hayal etmesi bile çok güzel. Size sınırsızca güven duyan ve her şeyi siz olan minicik bir bebek. Sizin bebeğiniz... Onun için her şeyi en güzel şekilde yapmak istiyorsunuz. Doğumunuz güzel geçsin istiyorsunuz, verilecek hediyeleri hatta çok daha fazlasını ayarladınız ya da düşündünüz bile. Fakat fazla kilolar? İşte son üç ay bu konuda en önemli nokta, çünkü en çok kilolar genellikle bebeğin de daha çok büyümesi ile son üç ayda alınıyor. Zaten düşündüğünüzde 38 ya da 39. haftalarda bebek yaklaşık 3 kilo civarında oluyor. Göbeğinizin bir anda büyümesi sizi endişelendirmemeli, bu çok normal ama yedikleriniz konusunda biraz endişe duysanız hiç de fena olmaz. Özellikle normal doğum yapmak istiyorsanız hem sizin hem bebeğin kilosu normal aralıkta olmalı ki herhangi bir komplikasyon olmadan rahat bir doğum gerçekleşebilsin. Aynı şekilde sezaryen doğum olacaksa, yine kilo problemi olmamalı ki kişi hareketlerine daha rahat devam edebilmeli.

Erken kalkmayı alışkanlık haline getirmediyseniz toparlanma vakti geldi. 09.00 gibi, en geç 09.30 gibi kalkmalı, protein ve karbonhidrat kaynaklarıyla dolu, doyurucu ve besleyici bir kahvaltı yapmalısınız. Ekmeği fazla kaçırmamalı, kahvaltıda haftada 2 günden fazla reçel ve bal tüketmemelisiniz. Hamile olmanız, hatta son aylarda olmanız sizin aşırı şeker tüketmenizi gerektirmez. Aksine kan şekerinizi daha dengede tutabilmek adına daha dikkatli beslenmeniz gerekir. Kahvaltıdan sonra 10.30–11.00 gibi eğer acıktığınızı hissederseniz küçük bir ara öğün, örneğin ev yapımı meyveli yoğurt gibi küçük bir ara öğün yapabilirsiniz.

Öğlen yemeği atlanmaması gereken bir öğündür. Öğleni atlarsanız ikindi gibi fazladan pasta, börek ya da mide kazınması ile aşırı şeyler yiyebilirsiniz. İkindi ara öğünü yine mutlaka yapmanız gereken küçük bir ara öğündür. Sütle beraber biraz kuru meyve yenebilir. Akşam yemekleri çok geç saatte yenilmemelidir. Büyüyen bebek mideye oldukça baskı yaptığı için özellikle son aylarda mide yanması ve mide ağrısı gibi şikâyetler çok artar. Geç ve fazla yediğinizde bu şikâyetler iki katına çıkabilir. En son ara öğün istenirse yapılabilir. Küçük, rahatlatıcı bir meyve ya da galeta ve bir parça peynir gibi yatıştırıcı bir ara öğün olması önemlidir.

Üçüncü 3 ay için örnek bir günlük beslenme planı

sabah

Haşlanmış yumurta (limon damlatılarak)
1-2 dilim peynir
1/4 avokado ya da 1 tatlı kaşığı zeytinyağı
2 tam ceviz
2 dilim tam buğday ekmeği
Söğüş salata mevsime uygun yeşilliklerle (limonlu)

ara

1 bardak süt

öğle

1 kepçe çorba
8 kaşık kıymalı sebze yemeği
3-4 kaşık makarna ya da pilav
1 kâse yoğurt
Bol yeşillikli salata

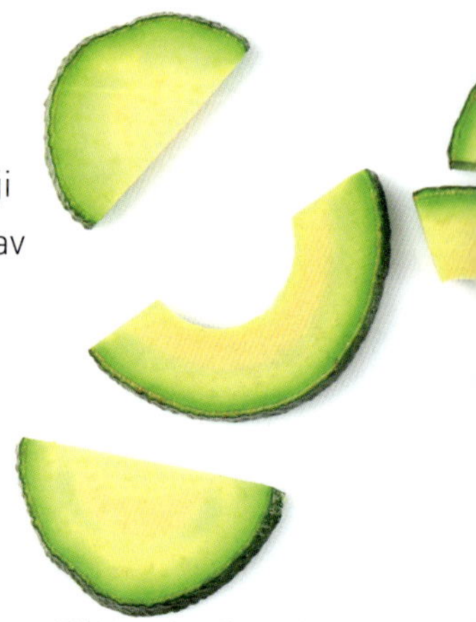

ara

1 porsiyon kuru meyve
10 adet antepfıstığı
1/2 bardak süt

akşam

1 kepçe çorba
Kırmızı veya beyaz et ya da kuru baklagil
1 dilim ekmek
Bol salata

ara

1 tane galeta
1 tatlı kaşığı labne
5 adet badem

Hamilelikte Dokuz Ay Boyunca Hayatınızda Olması Gereken Önemli Besin Grupları

Süt-yoğurt-peynir

Hamileliğin ilk dönemlerinde özellikle sütten tiksinmeler meydana gelebiliyor. Böyle durumlarda kesinlikle zorlanmamalı, bunun yerine yoğurt ya da ayran tüketimi tercih edilmelidir. İlk 3 ay için günlük 1 veya 2 kâse yoğurt ve bir bardak süt yeterlidir. Sonraki aylarda bu miktar toplam 3 kâseye çıkmalıdır. Bunun yanında günlük yaklaşık 60 g kadar beyaz peynir yenilmelidir. Haftada birkaç gün beyaz peynir yerine farklı peynirler tercih edilebilir ancak bu peynirlerdeki yağ ve kalori miktarı fazla olacağı için peynir miktarı azaltılarak tüketilmelidir. Örneğin 30 g beyaz peynir yerine 20 g kaşar peynir tüketilebilir. Bunların yanında, yoğurt çok iyi bir kalsiyum kaynağı olması haricinde çok iyi bir probiyotik kaynağıdır. Hamileliğin ileriki döneminde kabızlık gibi problemler sıklıkla ortaya çıkar. Probiyotik kullanımı barsak sağlığı için çok önemlidir.

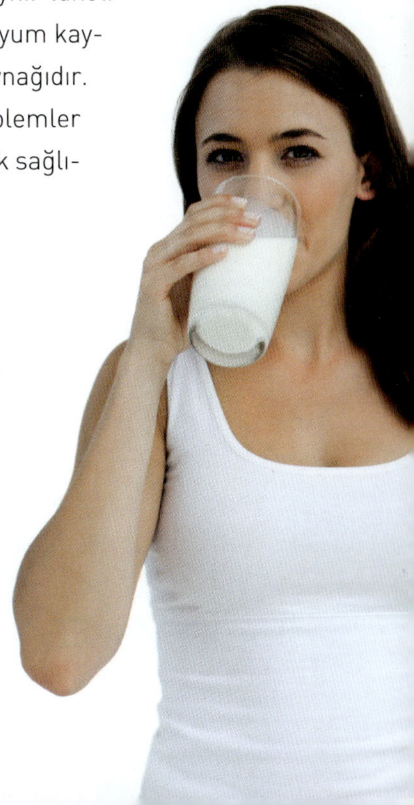

Et-tavuk-balık-yumurta

Hamileliğin ilk döneminde yine et ve et ürünlerinden özellikle tavuk ve balıktan tiksinmeler meydana gelebiliyor. Kişinin dönemsel hoşlanmadığı şeyleri zorla yememesi daha doğrudur. Balık hiç tüketemiyorsa güvendiği bir omega-3 kaynağını doktoru-

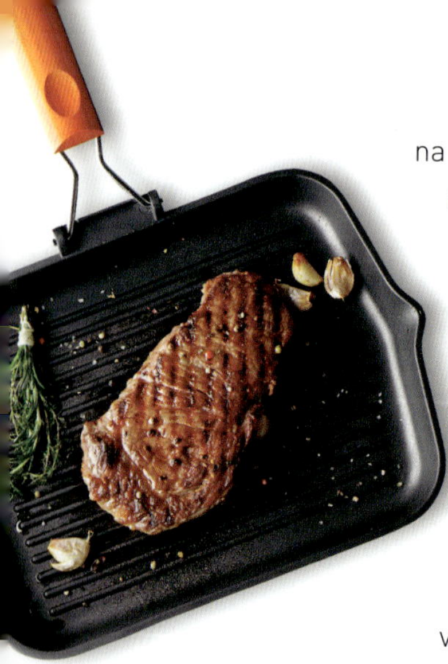

na veya diyetisyenine danışarak kullanabilir. Tavuk üzerine özellikle son 10 yıldır çeşitli spekülasyonlar dönmekte ve net bilgiye ulaşmak oldukça güç. Bu sebeple kış aylarında tavuk yerine hindi tüketilebilir. Mümkünse köy tavuğu ya da güvenilir markalar tercih edilebilir. Et bir hamile için en önemli besinlerden biridir, çünkü demir içeriğinin yanında vücutta demir emiliminin en yüksek olduğu besindir. Mutlaka haftada en az 3-4 kez kırmızı et ve kıyma tüketmesi gerekir. Bunların yanında yumurta anne sütünden sonra en değerli protein içeriğine sahip yiyecektir. Hamile bir kişi herhangi bir alerjisi yoksa günde 1 ya da 2 yumurta tüketebilir. Aralarda tiksinme ya da yeme isteğinde azalma gibi durumlar olursa, bir süre ara verilip sonrasında sebzeli, baharatlı olacak şekilde farklı formlarda denenerek tekrar tüketilebilir. Ya da gün aşırı şekilde tüketilebilir.

Ekmek-çorba-makarna-pilav

Hamilelikte ve sonrasında karbonhidratlar çok önemlidir. Son dönemlerde fazlasıyla karalama kampanyası başlatılsa da vücut için en önemli yakıt karbonhidratlardır. Burada önemli olan nokta, alınan karbonhidratın

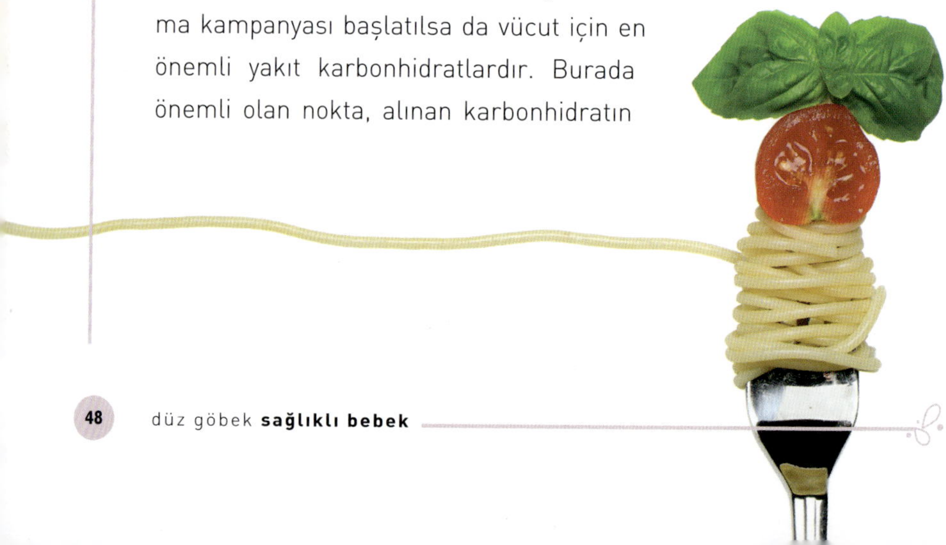

kompleks ya da basit olması, aynı zamanda da ne miktarda alındığıdır. Hamilelikte her gün tatlı, her gün beyaz ekmek, her gün poğaça gibi beyaz un ve şekerle yapılan şeyleri yemek tabii ki hem bebek hem anne için çok sakıncalıdır. Fakat kişinin haftada 1-2 kez küçük porsiyonlarda tatlı yemesi nadiren pide, börek gibi beyaz unlu yiyecekler yemesi olabilecek bir durumdur. Gestasyonel diyabet çıkan kişiler için genellemeler kesinlikle doğru değildir. Pilav ve makarnada porsiyon ölçüsü 3 çorba kaşığı kadardır ve günlük 6-7 kaşığı geçirmemek gerekir. Ekmek olarak mutlaka tam buğday ya da çavdar gibi esmer ekmekler kullanılmalıdır. Hem vitamin ve mineral değeri yerinde olan ekmekleri kullanarak özellikle vücudun ihtiyaç duyduğu B vitaminleri alınmış olur hem de kompleks karbonhidrat alarak şeker dengesi sağlanmış olur. Bunun yanında günlük alınması gereken posa miktarına da yardımcı olur. Kuru baklagiller hem iyi bir karbonhidrat kaynağı hem de iyi bir protein kaynağıdır. Aynı zamanda oldukça iyi düzeyde posa içerirler. Yine hamilelikte kullanılması gereken fakat gaz yapabileceği için günlük olarak tüketilmesi ve miktarının abartılmaması gereken bir gruptur.

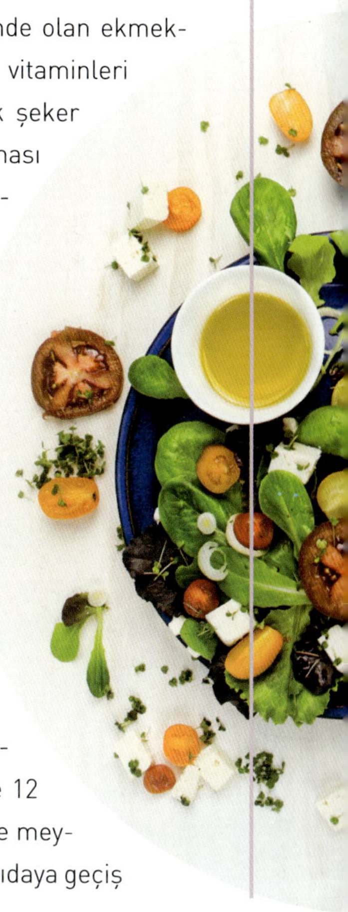

Sebzeler

Çiğ ve pişmiş olarak mutlaka her gün tüketilmesi gereken besinlerin başında gelen sebzeleri mevsiminde tüketmek çok önemlidir. Artık tüm sebze ve meyveleri her dönemde bulmamıza rağmen mevsiminde yemek en doğrusudur. İlerleyen bölümlerde 12 aylık güzel bir tablo var. Mevsimine göre tüm sebze ve meyveler yer almakta. Hamilelikten sonra da bebeğin ek gıdaya geçiş sürecinde ve sonrasında işinize yarayacak bir tablo. Sebzeleri çiğ ve pişmiş hali ile günlük olarak tüketmeniz ve renklendirmeniz gereklidir.

Meyveler

C vitamininden tutan da pek çok vitamin ve mineral kaynağı olan meyvelerin mevsiminde ve yeterli miktarda tüketilmesi çok önemli. Ayrıca her bir rengin farklı anlamları var. Bu yüzden meyve tüketimlerinde renklerine önem vermek çok önemli. Meyve çok önemli bir karbonhidrat ve vitamin kaynağı olsa da, fazla tüketimi fazladan basit şeker alımı demektir. Bu yüzden günde 3-4 porsiyon meyveyi geçmemek gerekir. 1 porsiyon taze meyve için ölçü yaklaşık 100 g olarak belirlenebilir. Kuru meyveler için de 1 porsiyon ölçü yaklaşık 20-25 g arasındadır. Gestasyonel diyabet durumunda diyetisyenle beraber oluşturulacak mönüde daha alt sınırlara çekilebilir. Yine gebelik boyunca şeker yükselmesi riskine karşı tüm meyveleri tek bir öğünde üst üste yemek doğru değildir. Ara öğünlere dağıtılmalıdır. Gestasyonel diyabet durumunda ya da hızlı kilo alımlarında da meyve tek başına tüketilmemeli, yanında mutlaka küçük bir protein kaynağı ile birlikte tüketilmelidir. Örneğin "süt + mandalina" gibi. Yine meyveler önemli lif kaynaklarıdır. Gebelikte sıklıkla oluşan kabızlık probleminin çözülmesine de yardımcıdırlar.

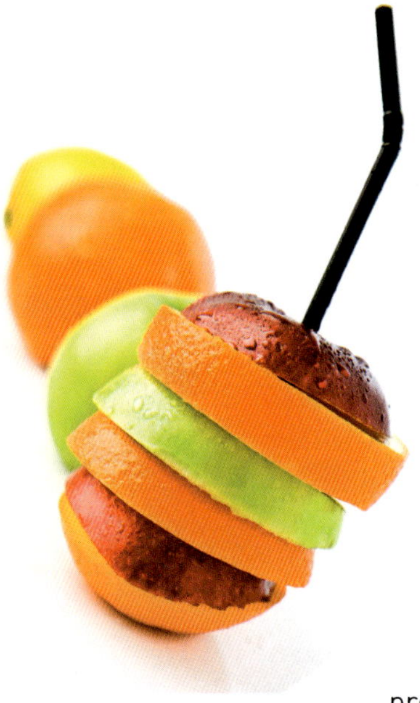

Yağ

Yağ vücudun yapı taşlarından biridir. Nasıl vücut için karbonhidrat ve protein önemli ise yağ da aynı oranda önemlidir. Burada önemli nokta hangi yağları kullanmamız, nasıl ve ne kadar kullanmamız gerektiğidir.

Sıvı yağları omega-3, omega-6 ve omega-9 olarak gruplayabiliriz.

Omega-3

Balıklarda, ceviz ve bademde bulunan yağlardır. Gebelerin mutlaka haftada 1-2 kez balık yemesi ve günlük tüketimlerine yeterli miktarda (10-15 tane çeşitli) kuruyemiş eklemeleri önerilir. Tüketilen balık ağır metal içeren derin okyanus balıkları olmamalıdır.

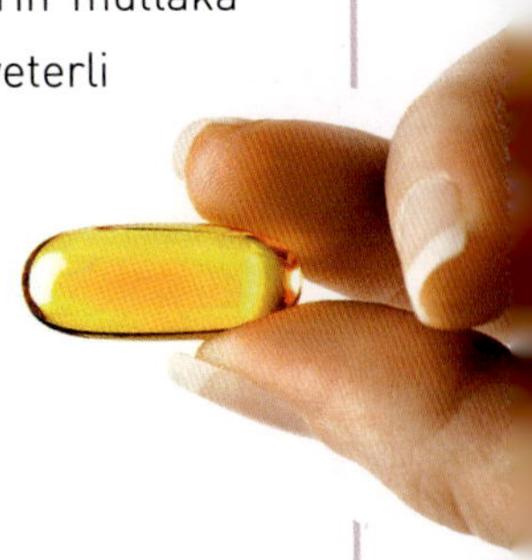

Omega-6

Her mutfakta bulunan ayçiçek ve mısırözü yağlarıdır. Günlük tüketilen yemeklerde ya da dışarıda tüketilenlerde bulunduğu için özel olarak ekstra tüketmeye gerek yoktur.

Omega-9

Zeytinyağı ve fındık yağı en bilindik kaynaklarındandır. Burada yine önemli bir nokta, zeytinyağının iyi olmasının aşırı kullanılmasını gerektirmediğini bilmektir. Yemeklerde zeytinyağı ve fındık yağı yakılmadan kullanılmalı, mümkünse ocak kapatıldıktan sonra eklenmelidir. 1 kilo yemekte 3 yemek kaşığı kadar kullanmak yeterlidir.

Tereyağı

Bir dönemin günah keçisi olsa da kaliteli bir yağdır. Her gün ve abartılmamak kaydı ile bazı kahvaltılarda 1 tatlı kaşığı kadar, yemeklerde ise yakılmadan kullanılabilir.

Şeker ve paketli gıdalar

Şeker ve paketli gıdalar hayatımızda hiçbir zaman fazla yer almamalıdır. Hamilelik dönemi daha hassas bir dönem olduğu için şeker kullanımı kısıtlanmalıdır. Çay, kahve gibi içeceklerde kullanılmamalı, gazlı ve şekerli içecekler bu dönemde içilmemeli, taze meyve suyu olsa da tercih edilmemeli, yerine meyvenin kendisi yenilmelidir. Kişinin canı isterse yarım porsiyon ya da bir porsiyon kadar tatlı tüketebilir. Fakat "sen hamilesin bol bol yemelisin" mantığı ile değil, haftada en fazla 1-2 kez, o da canı istiyorsa tüketmelidir. Yine tatlı tüketilen günlerde ekmek, pilav, makarna gibi karbonhidratlar ve meyveler daha az tüketilmelidir.

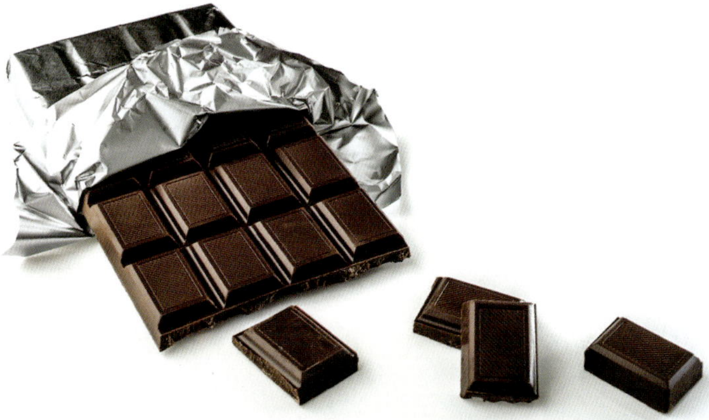

Vitaminler-mineraller

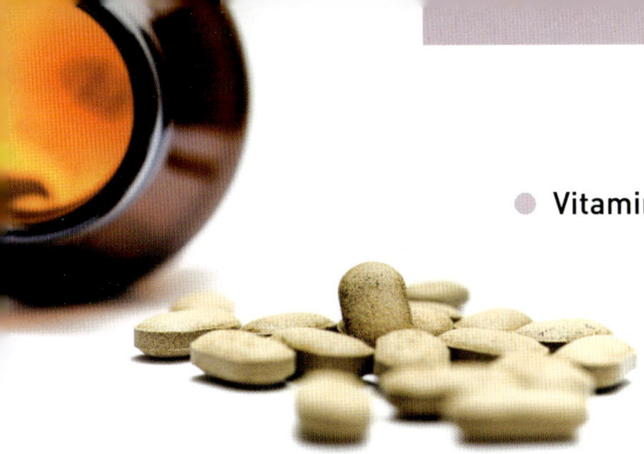

Hamilelikten önceki 3 ayda ve hamilelik başlangıcında folik asit en önemli vitaminlerden bir tanesidir. Mutlaka doktorun yönlendirmesi ile beraber folik asit preperatları diyetle beraber alınmalıdır. Günlük 400-600 mcg folik asit alımı nöral tüp defektini önlemektedir. Bu preperat ile beraber yeşil yapraklı sebzelerle desteklediğiniz dengeli ve yeterli beslenme programınızda folik asit yönünden yeterlidir.

D vitamini yine mutlaka doktor kontrolünde, emzirme dönemi de dahil olmak üzere alınması gereken vitaminler arasındadır. Ayrıca kalsiyum-magnezyum yetersizlikleri de birçok gebede görülmektedir ve diyette yeterli alınamadığı takdirde takviye alınmalıdır.

Demir minerali 4. ay itibari ile pek çok kadına verilmektedir. Bunun sebebi ise Türkiye'de doğurganlık çağındaki kadınların çoğunda demir eksikliği görülmesidir. A vitamini, B vitaminleri, C vitamini, iyot, selenyum gibi pek çok vitamin ve mineralin de normal günlük diyetle alınması gerekmektedir.

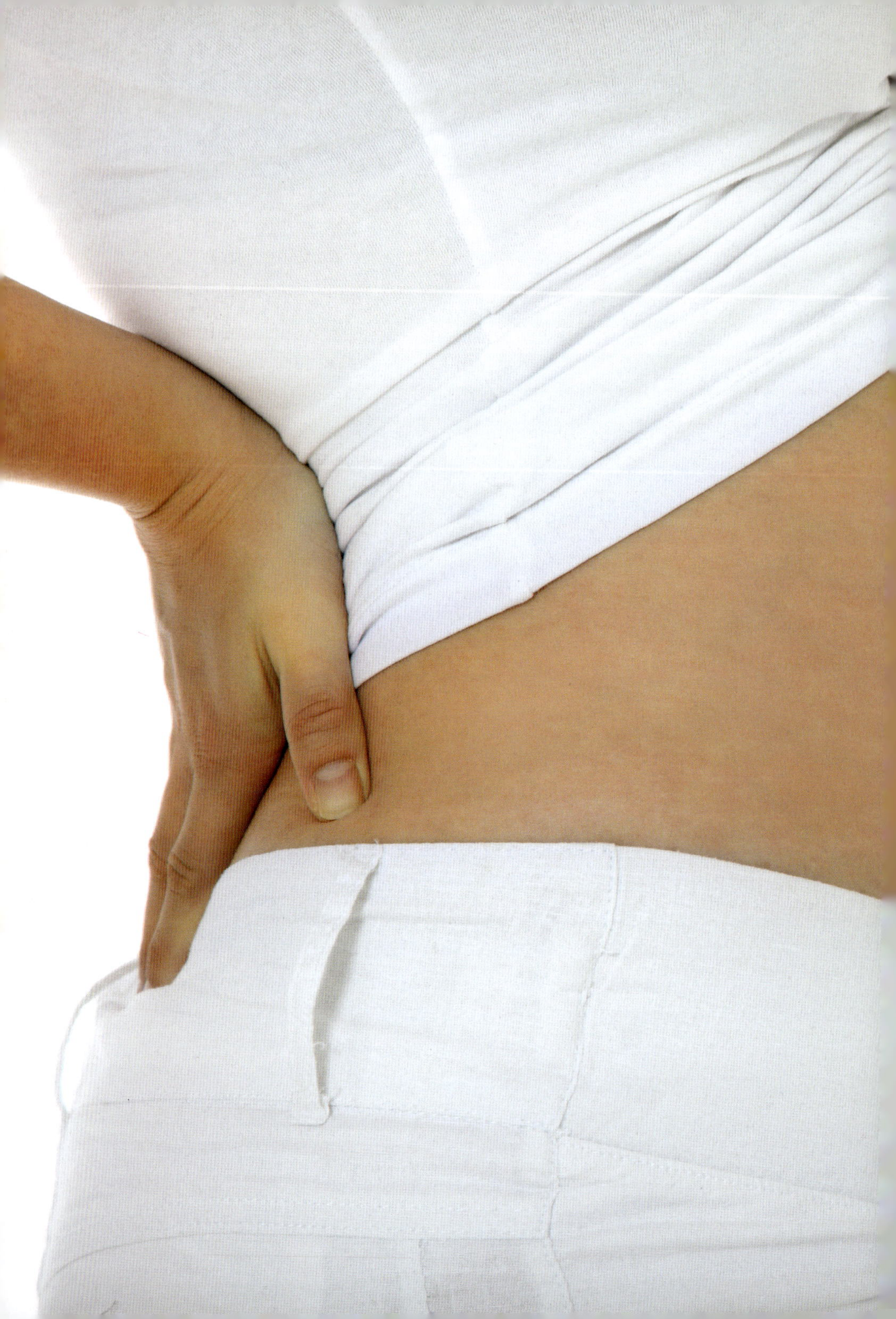

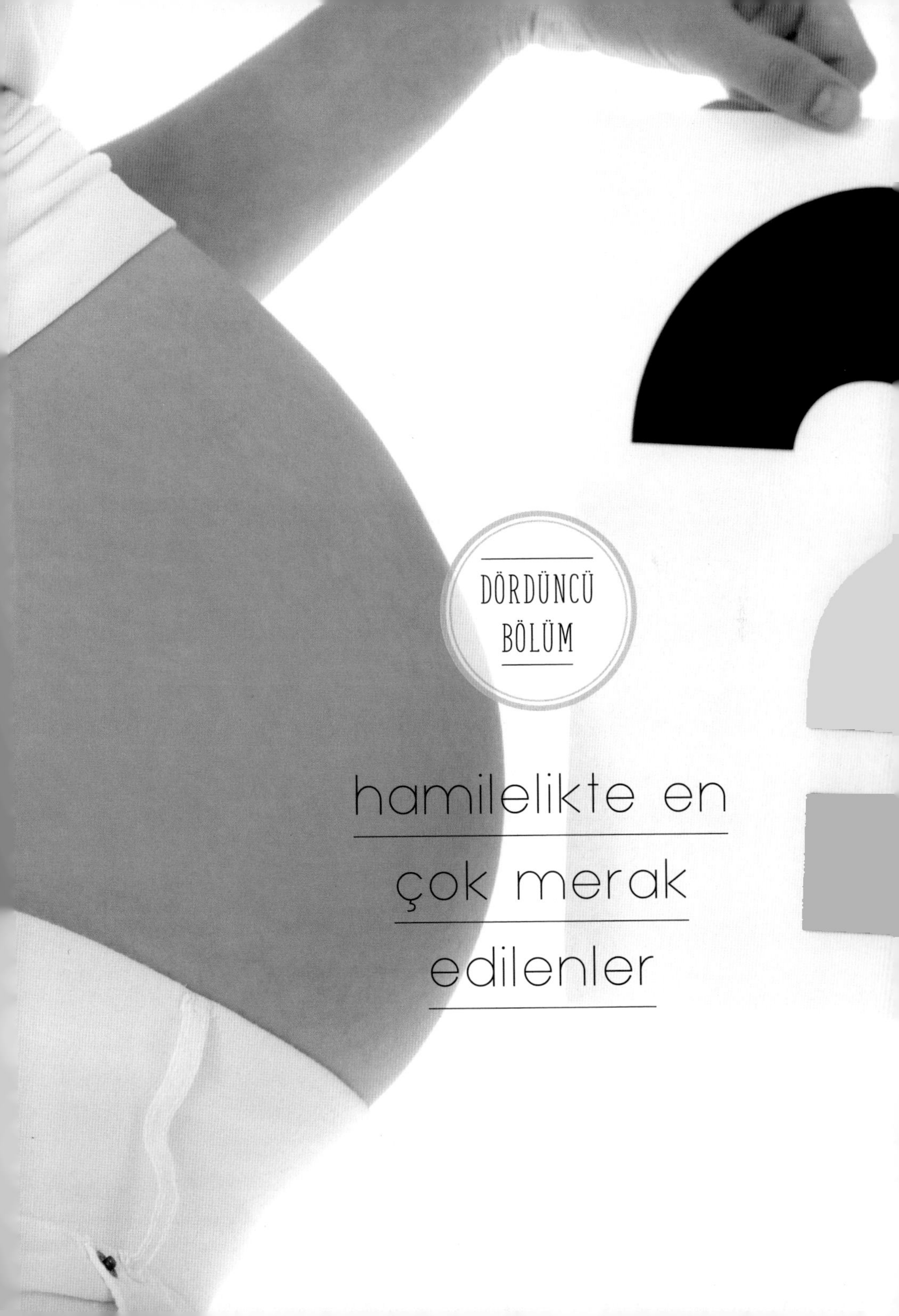

DÖRDÜNCÜ BÖLÜM

hamilelikte en çok merak edilenler

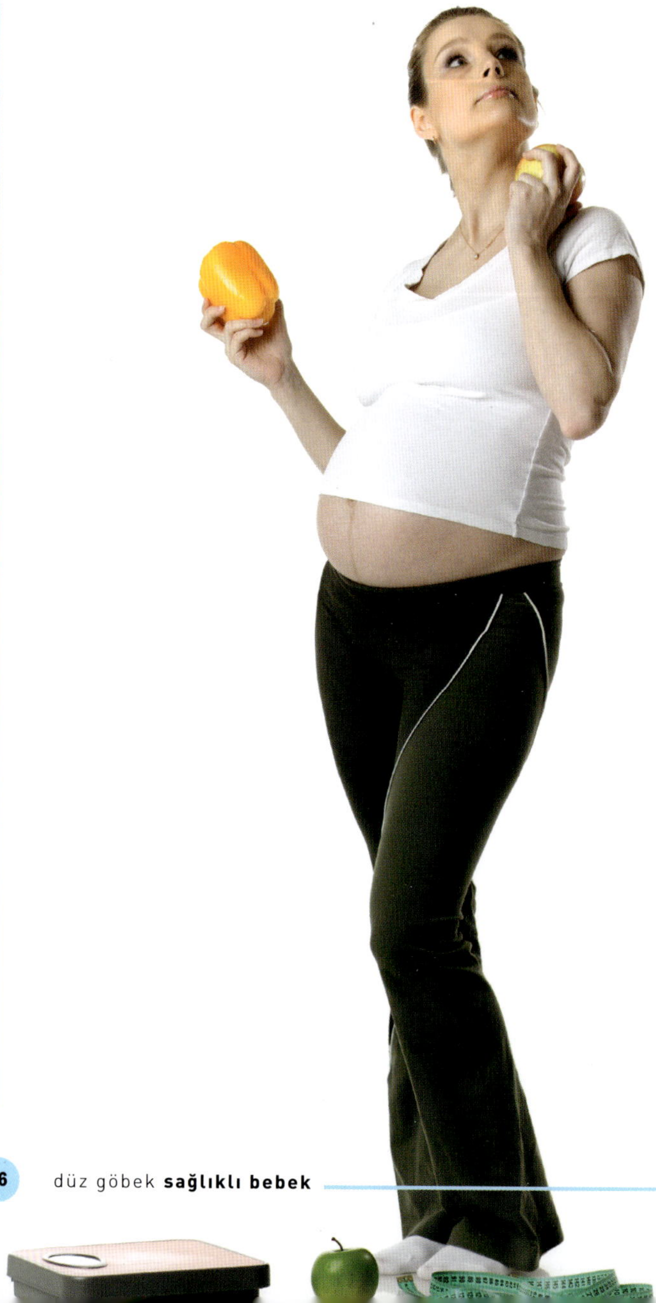

Kendini motive edecek, güzel duygularını ve olmasını istediğin duyguları yazman için bu sayfa boş bırakıldı, hadi başla!

Fazla Kilo Almadan Mutlu ve Huzurlu Bir Hamilelik Hayal mi?

Kesinlikle hayal değil. Kendinizi şartlamayın. Eğer iyi düşünürseniz iyi, kötü düşünürseniz kötü olur. Daha hamileliğe başlamadan ben zaten davul gibi olurum, bende çok ödem olur, başıma şöyle kötü şeyler gelir, bunlarla uğraşırım, hiç uyuyamam, doğumum çok zor geçer vs., vs... Bu liste uzar gider. Hepsini kafanızda olumsuz şekilde kurgular ve sürekli düşünürseniz, hiç merak etmeyin hepsi en kötü hali ile gelir sizi bulur. Kendinizi rahat bırakıp her şeyin güzel ve iyi olacağına inanın. Bunun yanında 1. ve 2. bölümde verilen bilgileri bir kez değil, birkaç kez okuyup kendinize uygun notlar çıkarmayı ihmal etmeyin. Fazla kilo alıyor olabilirsiniz. 8. ayınızdasınız ve 25 kilo aldıysanız bundan sonrası için önleminizi alın. Hâlâ yapabilecek bir şeyler var, bunu unutup umudunuzu asla kaybetmeyin. Her yeni gün, verilen yeni bir hediyedir. Hamileliğiniz zor geçiyor ya da hiçbir şey planlandığı gibi gitmiyor olabilir. Bundan sonrasının iyi olacağına inanmak sizin elinizde.

Hamilelikte Yapılabilecek Spor ve Egzersizler

Hamilelik düşünmeye başlayan kişilerin ilk aklına gelen soruların başında spor geliyor. Yapılabilecek sporlar arasında yürüyüş, yüzme, pilates ve yoga baş sırada geliyor. Fakat bu sporları da yine ay ay ayırmanız ve doktorunuza danışmadan yapmanız doğru olmaz. Şunu unutmamak gerekir ki hamilelikte genelleme olmaz, kişisel bir dönemdir bu. Yapılacak tüm farklı faaliyetler mutlaka doktora danışılarak gerçekleştirilmelidir.

Hamileliğin ilk 3 ayında yapılabilecek sporlar

Bebek ilk 3 ayda vücutta henüz yeni tutunduğu için, bu dönem oldukça önemli ve riskli bir dönemdir. Eğer düşük tehlikesi yoksa ve hamilelik normal seyrinde ilerliyorsa günde 30 dakikalık, hafif tempolu ve kişiyi yormayacak yürüyüşler yapılabilir. Pilates ya da yoganın ilk 3 ay yapılmaması daha doğrudur. Yine doktora danışılarak yüzülebilir fakat havuz hijyeni burada çok önemli.

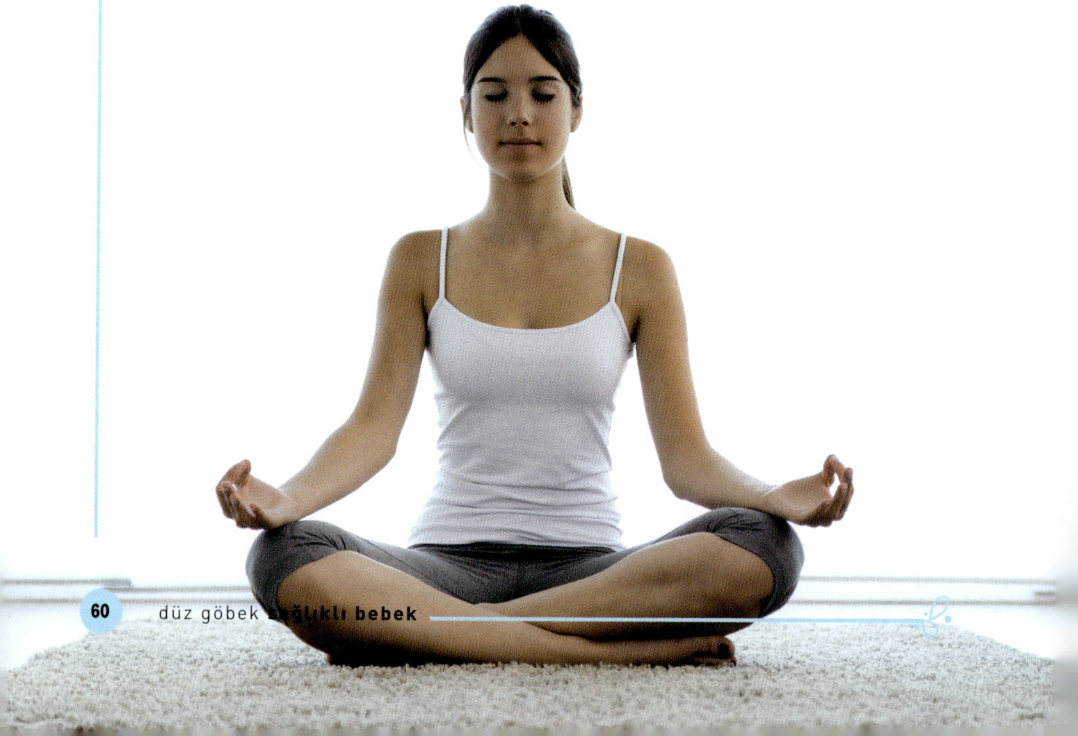

Hamileliğin ikinci 3 ayında yapılabilecek sporlar

Hamilelik normal seyrinde ilerliyorsa yine doktora danışılarak günde 30-35 dakikalık hafif tempolu yürüyüşler yapılabilir. Kişinin spor geçmişi varsa yoga ya da pilatese devam edilebilir. Fakat kişinin hiç spor geçmişi yoksa çok dikkatli bir şekilde spora başlamalıdır. Yüzmeye başlanabilir, fakat yüzülen havuzun temizliği çok önemlidir.

Hamileliğin üçüncü 3 ayında yapılabilecek sporlar

Hamilelik normal seyrinde devam ediyorsa yine doktora danışılarak üçüncü 3 ayın ilk 2 ayı ikinci 3 ayda söylenen sporlar yapılarak geçirilebilir. Fakat son ayda bebek büyüdüğü ve kişinin ağırlığı da arttığı için yürüyüşler 15-20 dakikadan fazla olmamalı, gerekirse aralarda 5 dakikalık molalar verilmelidir.

** Tüm bu sayılan sporlar mutlaka doktora danışılarak yapılmalıdır.*

Şeker Yüklemesi Yaptırmalı mı Yaptırmamalı mı?

Evet, evet, evet.

"Şeker yüklemesi neden yapılmalı?" diye bir soru geliyor hemen akla. Açlık kan şekeriniz normal olsa da herhangi bir öğün sonrası kan şekerinizin vücuda verdiği tepkinin görülmesi gerektiği için şeker yüklemesi yapılıyor. Fakat bu yükleme testi çok da büyütülecek bir sorun değilken, son dönemde şeker yükleme testi yaptırmama modası başlamış ve kişiler içeriğini bilmediği halde şeker testi yaptırmama kararı almaktadırlar.

Şeker yükleme testi ne işe yarar?

Kişilerin karbonhidratlı bir öğün sonrası kan şekerindeki değişimleri görmemizi sağlar ve bu sayede kişilerde gebeliğe bağlı şeker hastalığının, yani gestasyonel diyabetin olup olmadığının anlaşılmasını sağlayan bir testtir. Kişiler bu testi yaptırmadığında, kişinin şeker hastası olup olmadığı bilinmediği için diyetleri düzenlenemez. İşin ilginç kısmı bu testi yaptırmayan kişilerin günlük tüketimlerindeki basit karbonhidrat miktarı (şeker yüklemesinde kullanılan şeker miktarı 50 ya da 75 g, duruma göre 100 g) yüklemeden çok daha fazladır. Küçük bir örnek verecek olursak, 2 dilim baklavada yaklaşık olarak 50 g şeker vardır. Yani gebe kişiler zaten beyaz ekmek, pilav, poğaça, unlu mamuller, paketli gıdalar, şekerler, çikolatalar, ev yapımı sütlü tatlılar ya da buna benzer basit karbonhidrat kaynaklarından zaten günlük olarak bu miktarı almaktadırlar. Şeker testi yaptırmayan kişilerin gestasyonel diyabet hastası gibi diyetlerine dikkat etmesi gereklidir. Çünkü bu kişilerde herhangi bir sorun olabilir ve nedeni bilinmediği için müdahale de edilemez (insülin vs.).

Sonuç olarak şeker yüklemesi korkulacak bir test değildir.

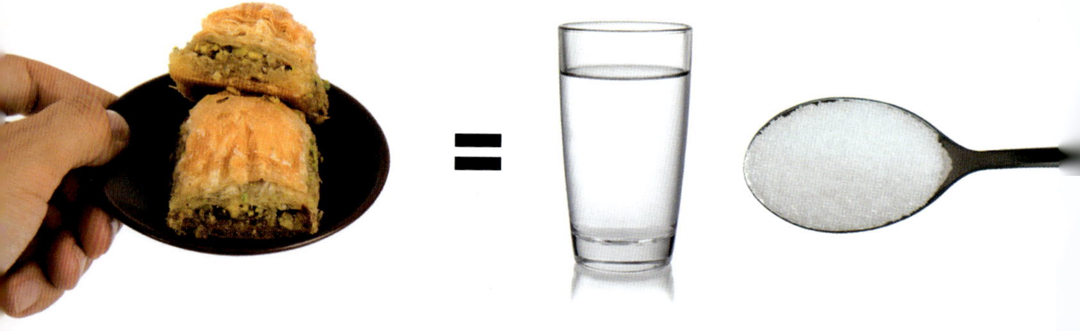

Şu an şeker yüklemesi gestasyonel diyabetin tanısında tek yöntem olarak biliniyor. Kişiye gestasyonel diyabet tanısı konulduktan sonra sağlıklı beslenme ile birlikte bu hastalığın gebelik sonrası kalıcı olmaması yüksek bir ihtimalken, tanı konulmadığında pek çok kalıcı hasara neden olabilir.

Gestasyonel Diyabet Tanısı ve Sonrası

Gestasyonel diyabet tanısı şeker yüklemesi yaptırmadan konulamıyor. Bu yüzden 24-28. haftalar arasında yapılan 50-75-100 gramlık şeker yükleme testlerini yaptırmak oldukça önemli. Yani gestasyonel diyabet (hamilelik şekeri) varsa bunu öğrenmenin tek yolu bu. Eğer gestasyonel diyabet varsa ve siz bu tanıyı bilmiyorsanız durum oldukça ciddi! Bu durum ani bebek ölümlerine kadar gidebilir! Bu yüzden doktorunuzla beraber doğru karar aldığınızdan bir kez daha emin olun.

Gestasyonel diyabet tanısı konuldu! Peki ya sonra?

Şeker yüklemelerinin sonucunda doktorunuz gebeliğe bağlı şekeriniz olduğunu söyledi. Panik yapmanıza hiç gerek yok, çünkü düzenli ve sağlıklı beslenme ile bu durum çözümsüz değil. Hamilelikte oral yolla (ağız yolu ile) alınan ilaçlar kullanılmıyor. Bunun yerine doktor eğer uygun görürse insülin + sağlıklı beslenme ya da sadece sağlıklı beslenme ile durum çözüme kavuşabiliyor. Şeker çıktığı andan itibaren hamilelik bitiminden sonra 3-4 ay daha anne adayının aynı dikkati ve özeni göstermesi gerekiyor ki şeker hastalığı kişide kalıcı olmasın.

Gestasyonel diyabeti olan kişiler kesinlikle çok dikkatli beslenmelidir. Kan şekerlerinin düzenli gittiğinden emin olmalı, her öğün için hem kaloriyi hem de karbonhidratı doğru almalılardır. Az az, sık sık beslenme düzeni bu anne adayları için de çok önemli. Kişisel bir durum söz konusu olduğu için mutlaka bir diyetisyenden yardım almaları gerekmektedir.

Hamilelikte Alınması Gereken Yiyecek ve İçecekler

Hamilelik döneminde kişilerin farklı intoleransları çıkabilir. Örneğin normalde rahatsız etmeyen bir yiyecek kişiyi gebeliğin bir döneminde rahatsız ediyorsa, o gıdadan bir süre uzak durmak yerine muadilini kullanmak daha doğru olacaktır.

Bunların haricinde hiçbir bitki çayı hamilelik döneminde kullanılmamalıdır.

Ayrıca bu dönemde herhangi bir gıdayı fazla tüketmek doğru değildir. Örneğin faydalı diye 4 portakal yemek ya da faydalı olan bir gıdayı her gün aşırı tüketmek rahatsızlığa yol açabilir.

Normalde de kullanılan baharatlar normal düzeyde kullanılabilir. Çay ya da kahve günlük kafein alımı düzenlenerek ve doktorunuza danışılarak ara öğünlerde içilebilir. Yeşil çay içilmemelidir. Bitki çaylarından sadece ıhlamur içilebilir. Fakat bunun da güvenilir olması önemlidir. İlk üç ay mide bulantıları için az miktarda zencefil kullanılmasını öneren kadın doğum uzmanları olsa da yine doktorunuza danışmadan kullanmanız yanlış olur.

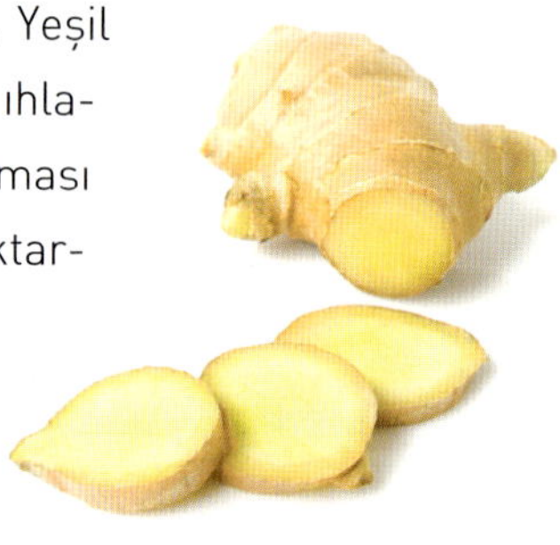

Ayrıca okyanus ya da derin deniz balıklarını cıva içeriği nedeni ile hamilelik boyunca fazla tüketmemek gerekir. Ton balığını hiç tüketmemelidir. Somon, uskumru gibi yağlı balıkları haftada birden fazla tüketmemek gerekir. Sosis, salam gibi işlenmiş gıdalar hamilelik boyunca tüketilmemelidir.

Hamilelikte Kabızlık

Hamilelikte özellikle ilk 3 aydan sonra sıklıkla karşılaşılan bir durumdur. Panik yapmamak ve strese girmemek gerekir. Sağlıklı beslenme ile bu durum rahatlıkla düzeltilebilir.

1. Her gün mutlaka 2.5-3 litreye yakın su içmek kabızlık riskini azaltır.

2. Her gün uyanır uyanmaz 300 ml ılık limonlu suyun içine 3 adet dilimlenmiş kuru kayısı ekleyip kahvaltıdan 30 dakika önce tüketilebilir.

3. Hareket şart. Gebelikte kabızlık görülmesinin en önemli nedenlerinden biri hareketsizlik. Bu yüzden doktora da danışılarak günde 30 dakikalık hafif tempolu yürüyüşler rahat tuvalete çıkmayı sağlayacaktır.

4. Bol lifli gıdalar tüketmek çok önemli. Hamilelikte tüketilen meyve ve sebzenin vitamin ve mineral yönünden vücuda sağladıklarının yanında posa miktarlarının fazla olması da bağırsak/barsak

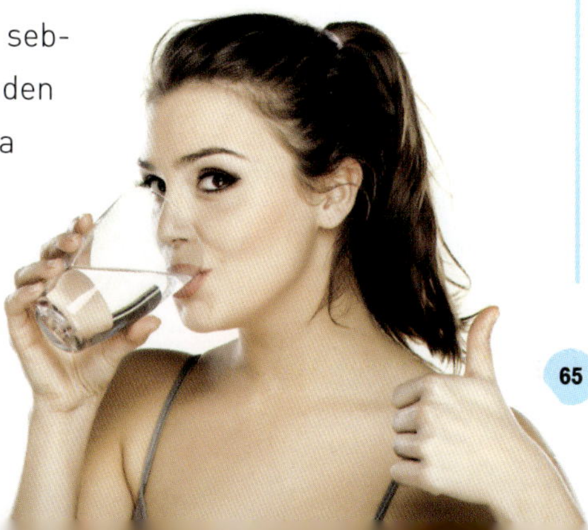

problemlerini engeller. Tam buğday, tam çavdar gibi esmer tahıllar ve kuru baklagiller tüketmek de önemli. Bu besinler de yine lif oranı yüksek gıdalar olduğu için kolay tuvalete çıkmayı sağlayacaktır.

5. Probiyotik yönünden zengin beslenmek de çok önemlidir. Bağırsak/barsak floramızdaki yararlı bakteri miktarının azlığı kabızlığa neden olabilir. Düzenli bir flora düzenli bir bağırsak sistemi demektir. Bunun için ev yapımı yoğurt, kefir gibi besinler her gün mutlaka tüketilmelidir.

Hamilelikte Mide Bulantısının Önüne Nasıl Geçilir?

Birçok gebede ilk 3 ay bulantılar olur. Bazı gebeliklerde bu durum 9 ay kadar şiddetli devam ederken, bazılarında 9 ay boyunca hiç bulantı olmaz. Mide bulantısı durumlarında kişilere iyi gelebilecek önerileri 10 madde şeklinde sıralayacağım ki bu süreçte kendinizi çok daha iyi hissedin.

1. Çok aç kalmayın. Açlık bulantıyı tetikler.

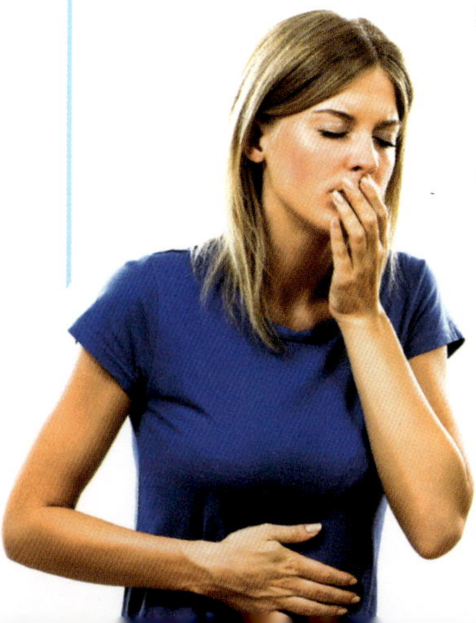

2. Çok tok olmayın. Az az, sık sık yemeye çalışın yani midenizin tamamını doldurmayın.

3. Çok yağlı, çok salçalı ağır yemekler tüketmeyin. Canınız çok istiyorsa, küçük bir porsiyon tüketebilirsiniz.

4. Yemeklerden önce aç karna su veya sıvı tüketmeyin.

5. Yemekten 15-20 dakika sonra sıvı alın.

6. Mide bulantısı sırasında bir iki lokma kadar ekmek, galeta tüketin.

7. Mide bulantısı sırasında küçük bir avuç sarı leblebi ya da 4-5 tane çubuk kraker tüketin.

8. 2-3 kaşık yoğurt ve yanında bir dilim ekmek mide bulantınızı azaltacaktır.

9. İlk 3 ay vücudunuzu çok yoracak işlerde ya da aktivitelerde bulunmayın bu durum midenizi daha çok bulandırabilir.

10. Vitaminleri aç karna almayın. Yemekten yarım saat kadar sonra alın.

Hamilelikte Çatlak Oluşumu

Kadınların hamilelikte en çok korktukları konuların başında vücut deformasyonu ve çatlaklar gelir.

Öncelikle vücutta çatlak oluşmamasındaki en önemli nokta normal sınırlarda kilo alımıdır. Bunu kitabın ikinci bölümünde ayrıntılı şekilde ele aldım. Bunun yanında, normal sınırlarda kilo alınsa dahi hamilelikte bölgesel kilo alımı ve hormonal değişimler sebebi ile kişilerin göbek çevreleri, kolların tişört çizgisi dediğimiz tuzluk gibi sallanan bölümleri, göğüsler, basen ve kalça, bacaklar çatlamaya meyillidir. Bu çatlamaya meyilli kısımlar nemsiz bıraktığınızda çatlamalar başlar. Öncelikle vücudu içten nemlendirmeniz yani her gün 2.5-3 litre civarında su içmeniz gerekir. Bunu yapıp sağlıklı beslendiğinizde dışarıdan şu işlemleri uygularsanız vücudunuz hiç çatlamayacak ya da daha az çatlayacaktır. (Bazı vücutlar ne yapılırsa yapılsın çatlamaya aşırı meyillidir.)

Vücudunuzun çatlamaması için 9 ay boyunca kullanabileceğiniz doğal yağlar var (aşağıda listeledim). Bu yağları avuç içinize dökerek tüm çatlamaya meyilli bölgeleri yağlayın. Buradaki önemli nokta doğal da olsa bu yağlardan herhangi birine alerjiniz olabilir. Öncelikle vücudunuzda küçük bir bölgede deneyip bir gün bekleyin ve sonrasında yağları kullanın. Bu yağların hepsi E vitamininden zengin olup vücudun çatlamasını engeller. Doktorunuza kullandığınız yağları danışmayı unutmayın. Yağ kullanımına 3. ay itibari ile başlayabilirsiniz. Vücutta özellikle göbek ve bacaklarda kaşıntılar başladığında mutlaka yağları kullanın. Son aylarda sabah, öğle ve akşam kullanabilirsiniz. Vücudu yağladıktan hemen sonra giyinmeyin. Kıyafetler yağları çok hızlı çeker. Ekstra olarak sırtınızı da bazı akşamlar yakın birine yağlatabilirsiniz. Bu sizi hem rahatlatır hem de gevşetir. Hamileliğin son döneminde uykusuzluk yaşama ihtimaliniz yüksek olduğundan size iyi gelecektir.

Hamilelikte kullanılabilecek doğal yağlar

- Avokado yağı
- Hindistancevizi yağı
- Zeytinyağı
- Susam yağı
- Badem yağı
- Kakao yağı
- Portakal yağı

Ayrıca duş jelleri kullanmak yerine vücudu doğal zeytinyağı ve kakao sabunu ile yıkamak hamilelikte çatlak oluşumunu engelleyebilir.

* Eğer doktorunuzun ve eczacınızın tavsiyesi ile krem, losyon gibi ürünler kullanacaksanız, kullandığınız ürünlerin paraben, alkol, phthalate, phenoxyethanol, bisphenol ve kafein içermediğinden emin olunuz.
* Kullandığınız yağların soğuk pres olmasına ve gerçek yağ olmasına dikkat ediniz. Eczanelerden onaylı yağlar alabilirsiniz.

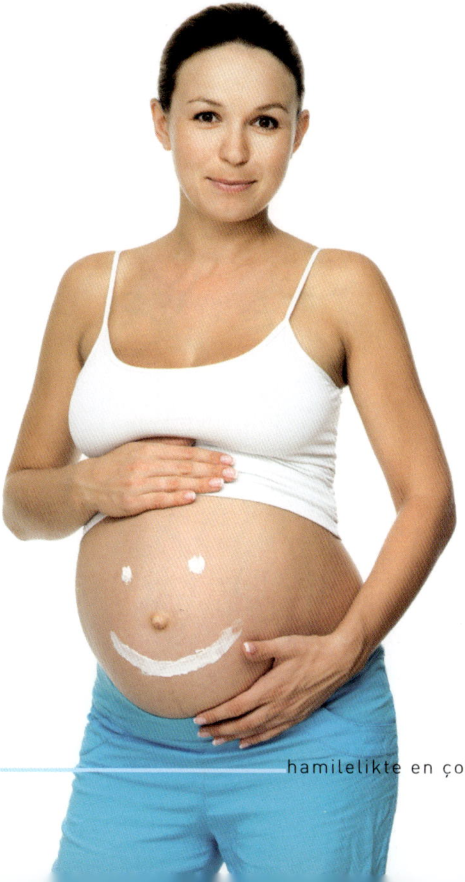

Hamileliğimde Yaşadığım Sıkıntılar ve Doğum

Her hamilelik kendine özeldir. Kişinin ilk hamileliği ve ikinci hamileliği arasında bile dünyalar kadar fark varken, bir hamilenin kendini başka bir hamile ile kıyaslaması kesinlikle doğru değildir. Bu bölümü yazma sebebim her hamileliğin kendine göre farklı zorluklar içerdiği, hiçbirinin çok da kolay olmadığı fakat aşılamayacak sorunların da olmadığını anlatmak istemem. Açıkçası ben hamileyken başkalarının hamilelik ya da doğum hikâyelerine ilgi duyuyordum. Benim hamileliğim de kimine göre kolay kimine göre zor bir hamilelikti. Fakat burada önemli olan nokta geçiyor olması. Öyle ya da böyle zaman geçiyor ve şu an yaşadığınız her şey size küçük birer anı olarak kalıyor.

Açıkçası hamile olduğumun farkında değildim. Ramazan'da Kadir gecesine kadar oruç tutunca küçük bir kan tahlili yaptırıp sonucu öğrendim. Yaklaşık 55-56 kilo civarında hamileliğe başlamış oldum.

İlk 3 ayda birçok kişide olduğu gibi benim de aşırı uyku halim vardı. Akşam 19.00 gibi uyumak istiyordum. Midem haftanın 5 günü aşırı bulanıyor, kusmalarım oluyor ama bir baksanız iki gün hiçbir şeyim yokmuş gibi istediğim gibi gezebiliyordum. İkinci ayımda İtalya gezisine gittik. Ankara'dan uçağa gidene kadar kustum, fakat uçağa binip 7-8 gün orada kaldığım süre boyunca o kadar iyiydim ki bir kez bile midem bulanmadı, ta ki Ankara'ya dönene kadar. Bilmem ki psikolojik mi fizyolojik mi ama tatil bana iyi gelmişti. İlk 3 ay fazlasıyla duygusal, alıngan ve huysuz bir ruh haline sahiptim. Dönüp baktığımda kendime gülüyorum.

13.-14. hafta itibari ile bulantılarım yok olmaya, uyku hali ve depresif durumum biraz daha iyileşmeye başlamıştı. Üçüncü aydan itibaren zaten iştahlı olan benim ciddi derecede iştahım açılmıştı. Bazı günler burnuma iskender kokuları gelmeye bile başlamıştı. Hiçbir şeye aşerme mem olmadı diyebilirim. Bu iskender olayında da baktım 3-4 gün kokusu burnumdan gitmiyor, attım kendimi bir iskenderciye. Bir de dönemsel canımın istediği şeyler oluyordu. Zeytinyağını ekmekle yemek, taze sıkılmış portakal suyu içme isteği gibi. Bir de normalde gluten (bazı tahıllarda bulunan bir protein grubu) ile ilgili bir problemim olmamasına rağmen hamilelikte 3. aydan sonra ekmek ve türevleri rahatsız etmeye başlamıştı. Ayrıca şeker yüklemesi de yaptırdım ve bir problem çıkmadı.

24. haftadan itibaren bebeğin biraz fazla aşağıda olduğunu hissediyordum. Ciddi ağrılarım başlamıştı, hatta düz yürüyemiyordum bebek çıkacak gibi bir his oluyordu yürürken. Doktorum da bebeğin biraz aşağı doğru kaydığını, dikkatli olmam gerektiğini söyledi. Fakat "Bana bir şey olmaz" diye düşünüp hayatıma aynı şekilde devam ettim. Bana bir şey olmaz diye bir şeyin olmadığını bir kez daha tecrübe ettim. Kendi doktorum acaba fazla hassasiyet mi gösteriyor, evde yat diyor diye yine yakın başka bir doktora gittim. Gitmesem daha iyiydi, neye uğradığımı şaşırdım. Gittiğim an beni hastaneye yatırdı. Suyumun da azaldığını söyledi ki öyle bir şey yoktu. Hatta yatışımın 2. günü sabah 6'da bağladıkları NST sonuçlarında aşırı kasılmaları görüp beni doğumhaneye aldılar. Hatırlatırım 32. hafta. Ve ben doğumhanede bekliyorum. Büyük bir travmaydı diyebilirim. Çok korkmuştum. Her şey güzel giderken henüz 32. haftada ne doğumuydu şimdi bu?

Ben stres yaptıkça ağrılarım artmış, artmış, artmıştı... Fakat hissetmiyordum... Derken azaldı, azaldı ve ben imza atıp çıktım o hastaneden. Kendi doktoruma gittim ve başka bir hastaneye yattım. Orada 2 gün kadar kalıp eve geçtim. Doğum yoktu, hatta bebek yukarı çıkmıştı.

Korkulan olmamıştı. Bu dönemde bana dua eden herkese tekrar teşekkürlerimi sunuyorum. Tabii ki bu durum beni biraz etkiledi. Hatırladığım, daha hassas olduğum. 36. haftaya kadar evde sadece tuvalet ihtiyacım için kalkmak üzere yattım. Tabii bu dönemde erken doğum olmaması için hormon ve ilaç tedavisi aldım. Genelde herkeste ödem yaparmış fakat benim ödemim olmadı.

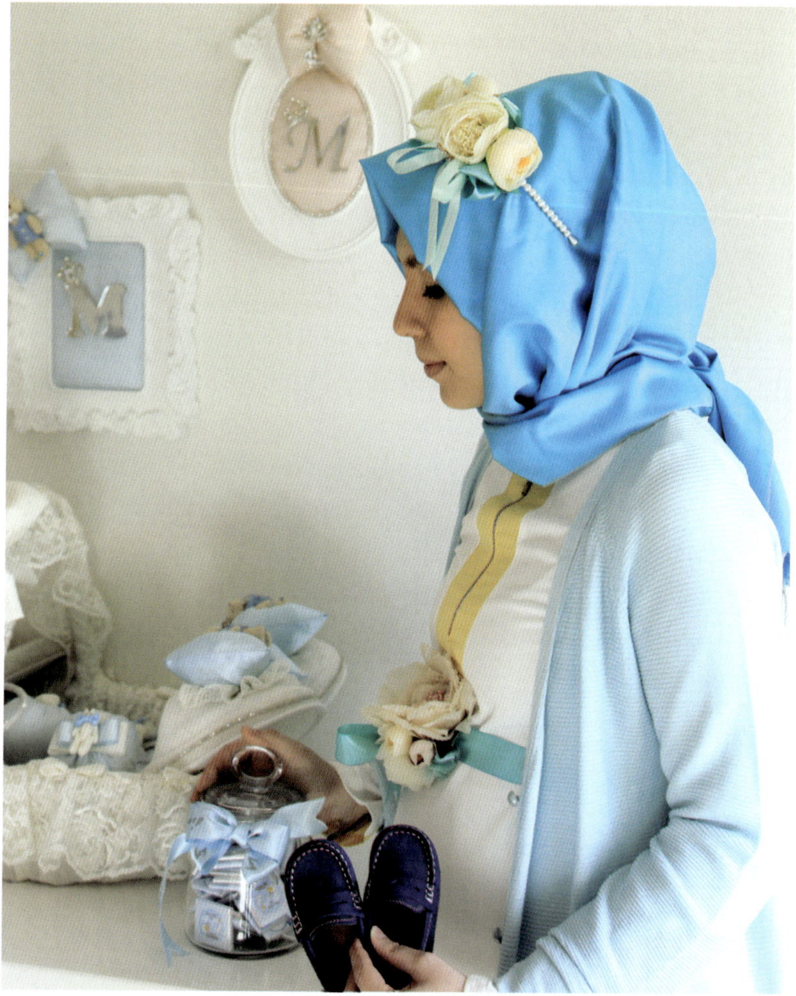

39. hafta tam dolmuştu ki sabah nişan denen o kanın geldiğini gördüm. Ne yazık ki doktorum tam o saatte yurtdışına çıkmak için uçağa binmiş, 2 günlüğüne yurtdışı seyahatine gitmişti. Doğum olabilir diye beni yakın bir arkadaşına emanet etti giderken. Sabah o doktora gittim ve birkaç gün içinde doğum olabileceğini, bebeğin hareketlendiğini ve takipte olmamız gerektiğini söyledi. Sevdiğim bir arkadaşımda öğlen saatlerinde bir arkadaş buluşması vardı. 14.00 gibi annemle oraya gittik, arabadan adımımı atmamla suyun yere boşalması bir oldu. Yapacak bir şey yoktu. Oraya kadar gitmiştik, yukarı çıkıp biraz yemek yedik fakat herkesin benim fazla rahatlığımdan kaynaklanan bir gerginliği olduğunu fark edince ben bari gideyim dedim. Doktoru arayıp 17.00 gibi hastaneye geleceğimi söyledim. Eşimi aradım ve eve geçtiğimi, gelmesini söyledim. Sonrasında babamı aradım ve hastaneye gittiğimizi söyledim.

Saat 17.00 gibi hastaneye yattık. Hiçbir ağrı yoktu... NST'de görülen ağrıları vücudum hissetmiyordu. Düzenli ağrılar gelmiyordu. Su boşaldığı için daha fazla beklemek mantıksız olacaktı. 19.30'dan sonra suni sancı verildi. Başlangıç ağrıları çok şiddetli olmasa da mide bulantısı ile gelen şiddetli sancılar gerçekten zordu.

Gece 03.00 gibi doğacağını söylediler. Fakat öyle olmadı. Ben ağrıları 20.00 gibi hissetmeye başladım, 22.03'te normal doğum ile Miraç doğdu. Çok şükür ki suni sancıyı sadece 2 saat çektim. Sonrası zaten anlatılamaz bir huzur. Bu arada yaklaşık saat 21.00 gibi biraz sakinleşmem için epudural takıldı. Yani benim toplamda çektiğim sancı 2 saat fakat çok şiddetli olduğu için bir ömür anlatılabilir düzeydeydi.

Dönüp de bakınca iyi ki diyorum her bir anı için. Hepsi birer tecrübe ve anı şimdi. Acılar unutuluyor, mutlu anılar kalıyor hep. Bu yüzden doğumdan, hamilelikten ve bu süreçten korkmak yerine günü ve anı yaşamak, huzurlu ve mutlu olmak, elimizden gelenin en iyisini yapabilmek olmalı hedef. Yapamadıklarımızdan pişman olmak yerine de sonraki gün daha iyisini yapmak için çabalamak olmalı.

Zaman çok hızlı ve çok yorucu. Aslında hamilelik ve sonraki süreç kadınlar için kendine bir mola gibi düşünülebilir. Merak edilen konulara gelecek olursak 55-56 kilo ile hamileliğe başlayıp son ayları tamamen yatarak geçirmeme rağmen 15 kilo aldım. Normal bir aralıkta tamamlamış olmanın mutluluğu fakat hayatımda ilk kez gördüğüm 7'lerin şaşkınlığı ile dolu birkaç günden sonra doğum sonrası hızlı bir şekilde 64 kiloya düştüm. Bebeğin birinci doğum gününde yaklaşık 56 kilo civarındaydım. Fakat yağ oranım hamilelik öncesi yağ oranımdan daha azdı. Kilo tek başına bir etmen değildir. Vücudunuzdaki yağ ve kas oranı da oldukça önemlidir. Örneğin boyu ve kilosu aynı olan iki kişinin kas oranı fazla, yağ oranı az olan kişi çok daha zayıf gözükecektir.

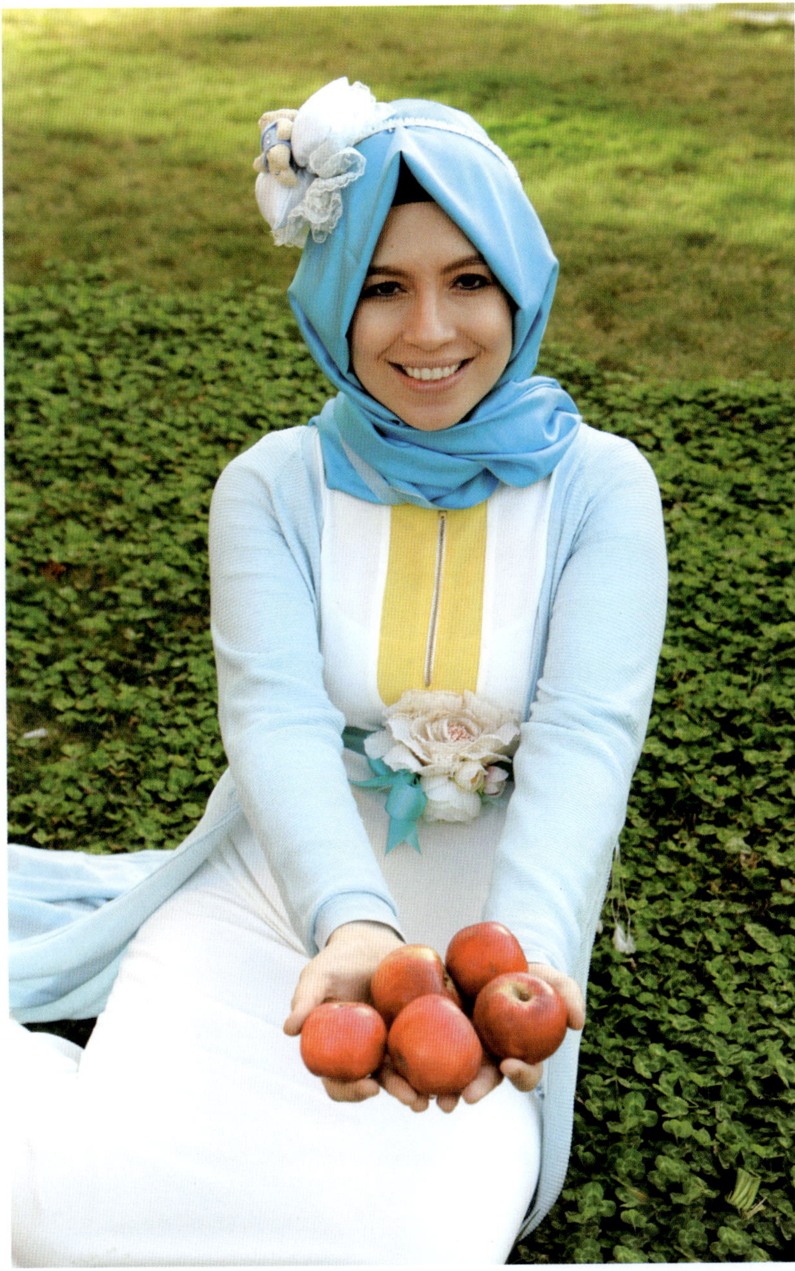

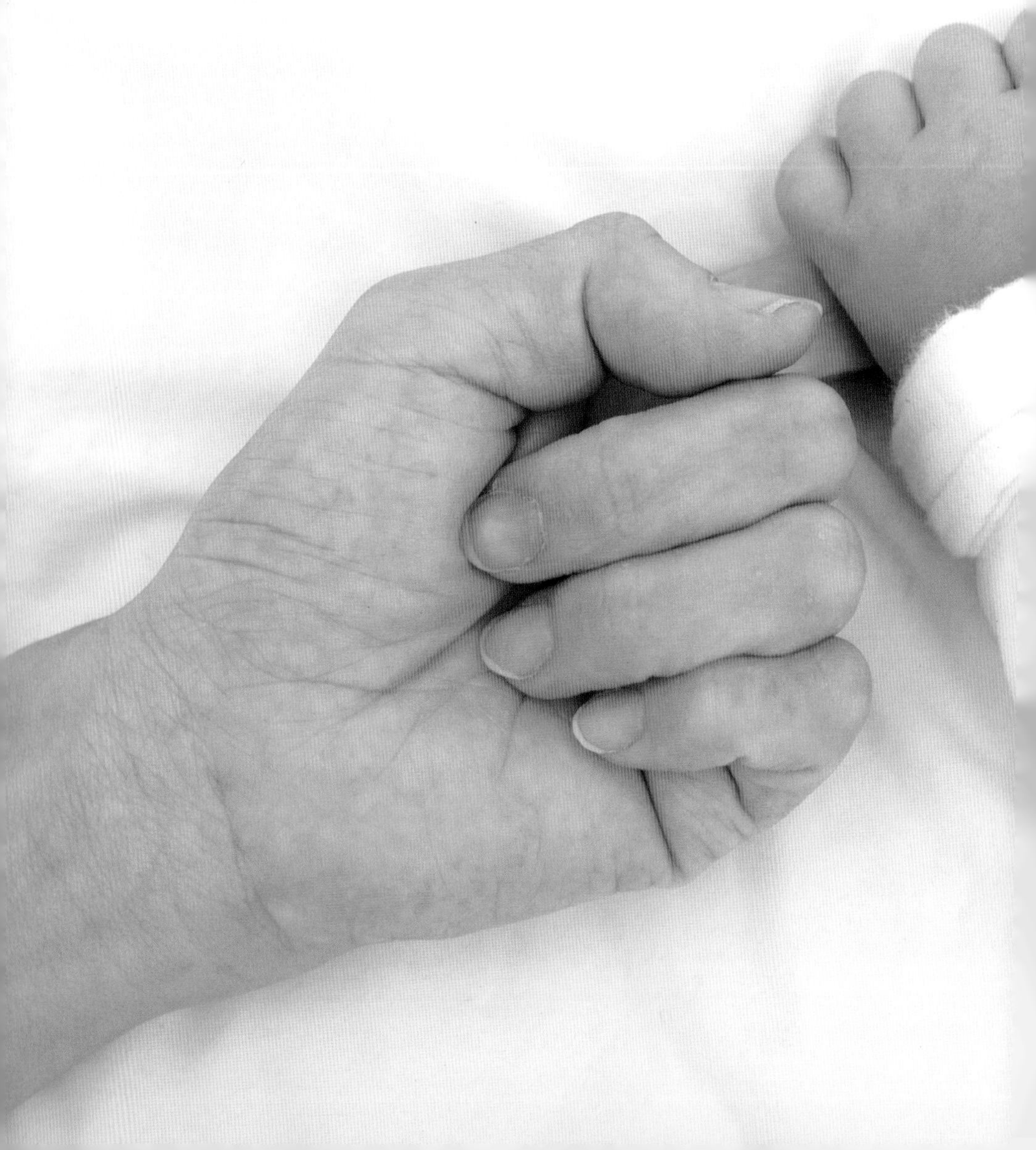

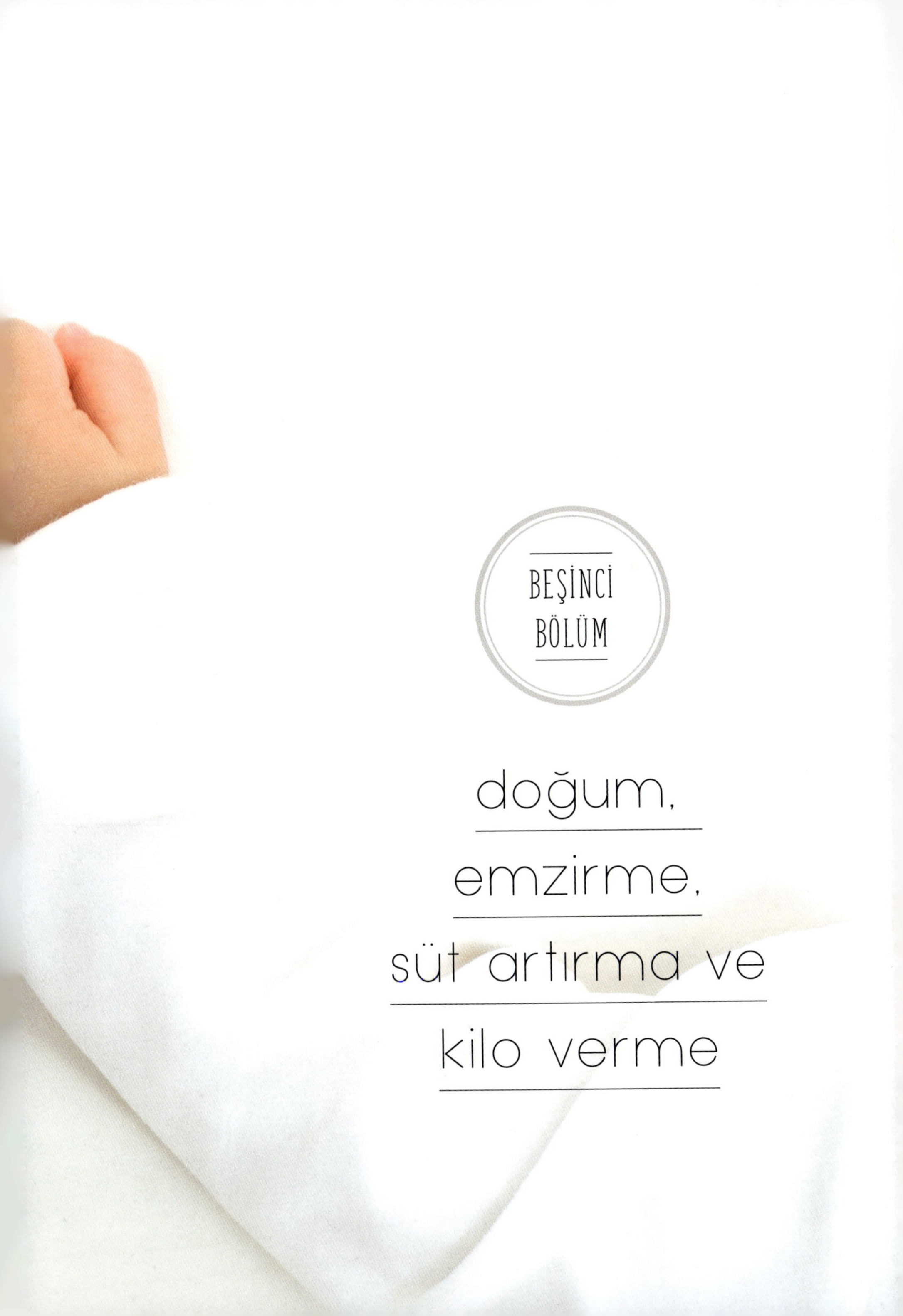

BEŞİNCİ BÖLÜM

doğum, emzirme, süt artırma ve kilo verme

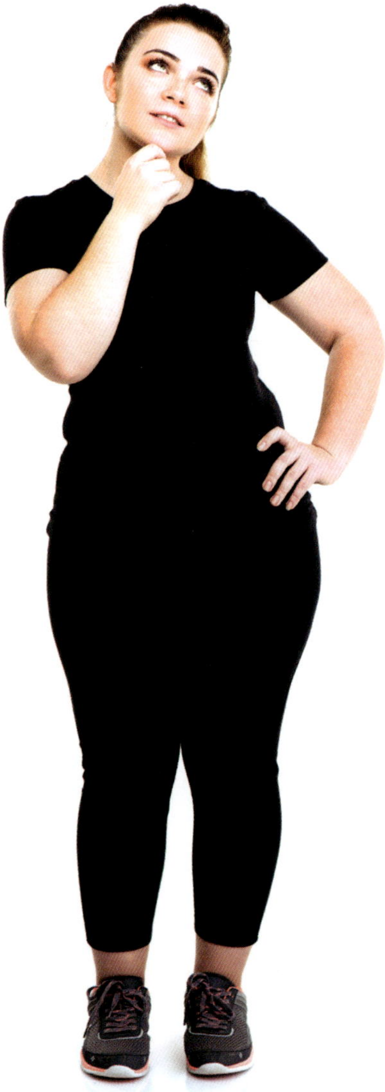

Doğumdan Sonra İlk 40 Gün Kilo Verme

Hiç geçmeyecek sandığınız 9 ay geçti. Artık mini minnacık, dünyalar kadar güzel ve hiçbir şeye değişemeyeceğiniz bir bebek var kucağınızda. Dünyada onun kadar çok sevdiğiniz başka bir şey daha yok. Dünyanın merkezinde sanki bebeğiniz var ve dünya artık onun etrafında dönüyor. Sahi eskiden ne yapıyormuşsunuz?

Şu an o kadar meşgul, o kadar dolu ve onunla yoğunsunuz ki, nasıl da boşmuş o günler. Dönüp baktığınızda daha anlamsız geçen günlerden başka çok da bir şey göremediğinizi biliyorum. Nasıl mı, ben de bir anneyim de ondan. Fakat her şey bu kadar güzel ve sevgi doluyken bir o kadar da zor değil mi? Her şey çok farklı, alışık olmadığınız bir hayat önünüzde hızla akıp gidiyor.

Ne yapmalı, nerden başlamalı? Bebek ve sizin için ne daha iyi, ne daha kötü yüzlerce öneri. Hepsi birbiri ile çelişen veya üst üste yapılamayacak şeyler. Kafanız karıştı değil mi? Sakin olup arkanıza yaslanın ve kitabınızı okumaya devam edin. Mümkünse sizi rahatlatacak bir klasik müzik koyup lavanta mumu da yakarsanız daha iyi hissedeceğinize eminim.

Emziren Anneler İlk 40 Gün Nasıl Beslenmelidir?

* Bebekler İlk 6 Ay Yalnızca Anne Sütü Almalıdır!

Merak etmeyin sütünüz var!

Henüz ilk gebeliğiniz ise göğüs ucunuzun gözükmüyor olması ya da tecrübesizlikle beraber bebeğin bir türlü göğsünüzü tutamaması kuvvetle muhtemel. Sıkmayın canınızı, hepsi geçecek ve her şeyi çözeceğiz. Sakin... Evet, evet sakin olun birinci şart bu. İkinci şart sizin sütünüz var ve dünyanın en iyi annesi sizsiniz. Bu şartları da tamamladıysak diğerlerine geçiyorum. Durun, durun! Gerçekten inanın bu iki şıkka, yoksa üçüncüsü hiçbir işe yaramayacak.

Üçüncü şartımız beslenme. Aslında çok kolay, her gün yaptığımız hatta günde birkaç sefer yaptığımız bir eylem. Bir de böyle düşünün beslenmeyi. Çok da karmakarışık bir hale getirmeye gerek yok. Burada önemli olan nokta, annenin yetersiz enerji alımı sütün miktarını ve kalitesini etkiler. Buraya bir de şu yönden bakın, anne aşırı yiyorsa annenin sütü fazlaca yağ içerir ve bebeğin obez olma riski artar. Bu yüzden her şeyin fazlası zarardır. Bunun haricinde enerjiden bağımsız bir şekilde günlük yeterli protein alımının süt hacmini artırdığı yönünde çalışmalar da mevcuttur. Yani sadece çok yemek değil, doğru bir örüntü ile yeterli ve dengeli beslenmek de burada çok önemlidir. Bunun haricinde annenin su içmesi de çok önemlidir. Anne yeterli su içmezse süt miktarı azalır, daha da önemlisi bebeğin böbrekleri yorulabilir bu sebeple. Bunların yanında annenin günlük vitamin-mineral dengesi de sütü etkileyen önemli etmenlerdendir.

1. Madde: 3 ana öğün

Yeterli enerjiyi almak zorundasınız. Kaliteli ve yeterli süt için en önemli nokta, vücuda sürekli ve düzenli şekilde enerji girmesidir. Tüm gün emziren bir anne yaklaşık 500-800 kalori yakar. Bu ani yaktığı kalori yüzünden çok fazla tatlı ihtiyacı hissedebilir. Fakat sabah, öğle ve akşam öğünlerinde yeterli kalori alınırsa bu tarz şeker düşmeleri olmayacağı için sağlıklı beslenmeye daha rahat devam edilebilir.

2. Madde: 3-4 ara öğün

Ana öğün yaptıktan yaklaşık 2 saat sonra kan şekerinde bir oynama meydana gelir ve kişi hafif acıkır. Özellikle 2. aydan sonra bebeğin mide kapasitesi arttıkça ve daha fazla süt çekip, daha fazla süt salgılandıkça annenin acıkma hissi daha çok artar. Ara öğünler hem sütün içeriğini iyileştirir hem de annenin kan şekerini düzenleyerek daha kolay doymasını ve daha kolay kilo vermesini sağlar. Fakat burada önemli olan nokta büyük ara öğünler değil. Bir ara öğünde bir avucu geçmeyecek kadar meyvenin yanında biraz yoğurt ve birkaç kuruyemiş gibi.

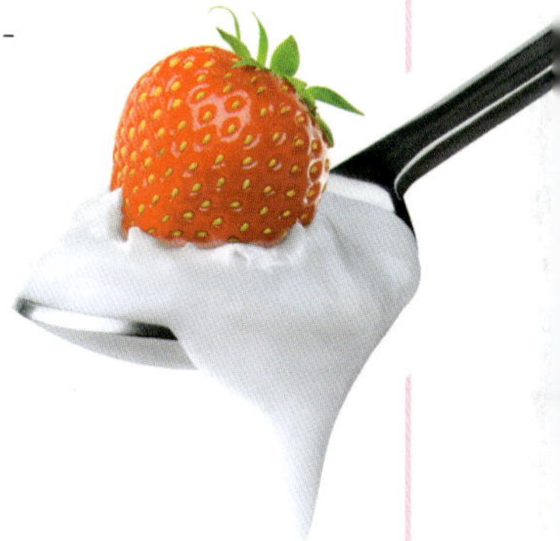

3. Madde: Yeterli karbonhidrat alımı

Yapılan araştırmalar gösteriyor ki tek başına yeterli kalori yani enerji alımı yetmiyor. Alınan enerjinin içeriği de çok önemli. Diyetinizde yeterli tam buğday, tam çavdar ürünleri olmalı. Bunların yanında günlük sebze ve meyveden gelen karbonhidrat ve lifler de önemlidir.

Tatlı olarak basit şeker haftada 1-2 kez alınabilir. Alışkanlık haline gelmemeli ve gece kalkıp çikolata kreması tüketilmemelidir. Kuru meyveler ile ara öğünlerde tatlı ihtiyacı giderilebilir. Emziren annenin canı çok isterse birkaç parça çikolata ile biraz süt içebilir.

Yulaf kaliteli bir karbonhidrattır. Yine kahvaltılarda yulaf kullanılabilir. Bulgur hem süt yapıcı hem de tok tutucu etkisi ile iyi bir besindir fakat gaz yapabilir. Aynı şekilde kuru baklagiller de iyi karbonhidrat kaynağı olmalarına rağmen özellikle ilk 3 ay bebeğe çok gaz yapabilirken, kolik bebeklerde ise 6 aya kadar gaz yapabilir.

4. Madde: Yeterli protein alımı

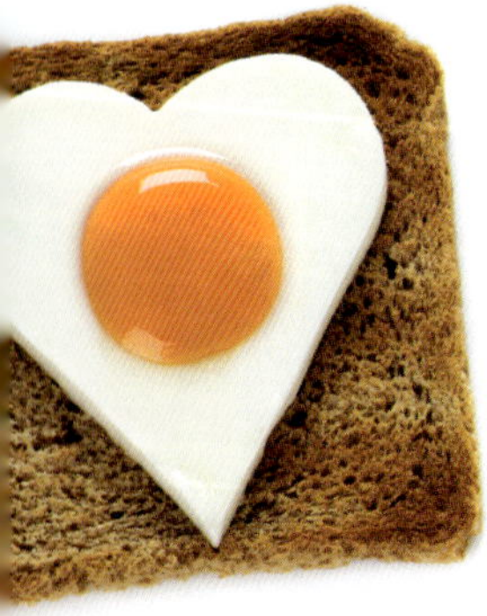

Protein alımı düşük olduğunda sütün kalitesi düşer. Sütün kalitesi sütün içeriği demektir. Çok fazla süt olması içeriğinin çok iyi olduğu anlamına gelmeyeceği gibi, daha az sütü olan birinin sütünün de içeriğinin kötü olduğu anlamına gelmez. Bu yüzden anne sütüne en yakın protein olan yumurtayı emziren anne her gün beslenmesinde bulundurmalı, hatta hamilelikte de bolca tüketmelidir. Bunun yanında günlük peynir, yoğurt ve süt tüketimi de çok önemlidir. Ayrıca kırmızı et ve balık emziren bir annenin mutlaka tüketmesi gereken besinlerin başında gelir.

5. Madde: Yeterli yağ alımı

Kilo vermek için diyetin yağ oranının tamamen kısılması hiç doğru bir davranış değildir. Bir kilo sebze yemeği 2-3 yemek kaşığı yağ ile yapılabilir. Salata yemek olarak tüketileceği zaman mutlaka yağ eklenmeli, günlük yağ örüntüsü düzenlenmelidir. Omega-3, omega-6 ve omega-9 günlük olarak alınmalı, ayrıca tereyağı gibi kaliteli bir yağ da 1 tatlı kaşığını geçmeden kullanılmalıdır.

6. Madde: Yeterli vitamin ve mineral alımı

Vitaminler ve mineraller vücudumuzun çalışmasını, enzimlerin işlevsel olmasını sağlar. Gerekirse takviye kullanılmalı fakat mümkünse düzenli olarak taze sebze ve meyveler tüketilmelidir.

7. Madde: Yeterli enerji alımı

Yetersiz enerji alımı durumunda süt miktarı da kalitesi de azalacaktır. Kısıtlı diyetler ve detokslar yapılmamalı, kişi aç kalmamalıdır.

8. Madde: Yeterli su-sıvı alımı

Emziren anne günlük en az 2.5-3 litre su içmelidir. Yaz aylarında fazla terleme olacağı için özellikle ilk 40 gün bu miktar daha fazla da olabilir. 5 litre geçilmemelidir. Şekerli meyve suları içilmemeli, onun yerine kuru meyvelerden yapılmış şekersiz içecekler tüketilmelidir.

9. Madde: Fazla kafein alımı

Fazla kafein alımı sütten bebeğe geçeceği için bebeğin rahatsız olmasına, rahat uyuyamamasına, gaz olmasına neden olur. Kahve, siyah çay, yeşil çay kafein içerir. Hepsini aynı anda içmek doğru değildir. İlk 3-6 ay için siyah çay açık şekilde 2-3 bardak içilebilir. İlk 3-6 ay için kahve haftada birkaç kez ve mümkünse çayla aynı günde üst üste olmadan içilebilir. Yeşil çay da kafein içerir bu yüzden kolik bebeği olanlar 6 aydan sonra başlayabilir. Fakat net şekilde bu ay başlanmalıdır gibi bir şey söylemek yanlış olur. Kişinin 40'ı çıktıktan sonra günde bir bardak içmesi, kahve ve çayı daha az tüketerek toplam kafein miktarını ayarlaması önemlidir. Ayrıca bu içecekler akşam saatlerinde içilmemelidir. Çikolata da kafein içerir. Az tüketilmelidir.

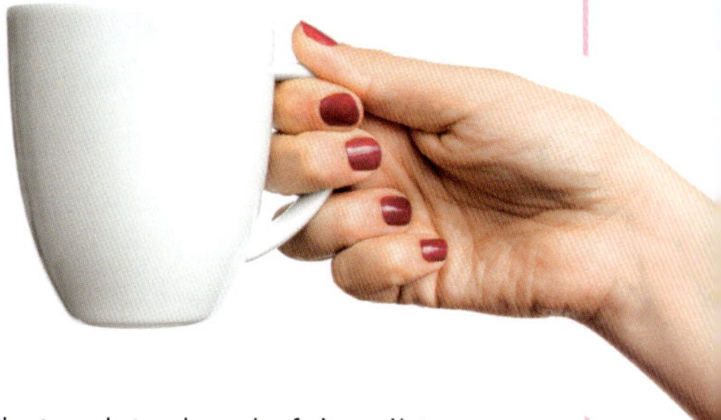

10. Madde: Alkol ve sigaradan uzak durmak

Zehirlediğiniz sadece kendi bedeniniz değil, minicik bir bebeğin hem de kendi bebeğinizin bedeni. Lütfen uzak durun.

Süt Artırmanın 10 Püf Noktası

Doğumdan sonra bazen sütünüz az miktarda olabilir. Bu sizin bebeğinizi emziremeyeceğiniz anlamına gelmez. Aşağıdaki maddeleri uygulayarak mama kullanmadan bebeğinizi emzirebilirsiniz.

1 Huzur ve Mutluluk

Endişe ve stresi bir kenara bırakma zamanı. Biliyorum hiç kolay değil. Kimin ne dediği de umrunuzda değil, onlar ne biliyor olabilir ki? Bu sizsiniz ve sizin bebeğiniz. Haklısınız çok özel bir dönem geçiriyorsunuz, fakat çevrenizdekiler de kötülüğünüzü istemiyor. Sadece biraz yardımcı olmak istiyorlar. Kabul etmeniz gereken, o bebeği herkes seviyor. Evet belki en çok siz seviyorsunuz ve en iyi siz düşünüyorsunuz ama biraz rahatlayın. Kimse bebeğinizin kötü olmasını istemez.

Kendinize, günde en azından bir yarım saat kadar kendinizi mutlu hissedebileceğiniz, sürekli bebeği ve emzirmeyi düşünmediğiniz bir zaman yaratın. Siz sadece anne değil, aynı zamanda bir bireysiniz.

Bebeğiniz her şeyden önemli ve aslında anlamsızca yaptığınız streslerle ona daha çok zarar verdiğinizi unutmayın.

2 Doğumdan Hemen Sonra Emzirme

Sezaryen ya da vajinal (normal) doğum olsun her ikisi için de hemen emzirmek çok önemli. Bebeğe ilk olarak şekerli su vermek âdeti gibi yanlış davranışlarda bulunmamak çok önemli. Süt yoksa bile sürekli emzirilmeli ve süt gelimi sağlanmalıdır.

3 Rahat Uyku

Sütün kalitesini ve miktarını en çok etkileyen kriterlerden birisi rahat uykudur. Bebek uyuduğunda siz de endişe duymadan rahatça özellikle ilk 6 ay uyumalısınız ki sütünüz bol bol olsun. Mümkünse ilk 40 gün sizi iyi hissettirecek, strese sokmayacak ve yardım edebilecek birileri yanınızda durmalı.

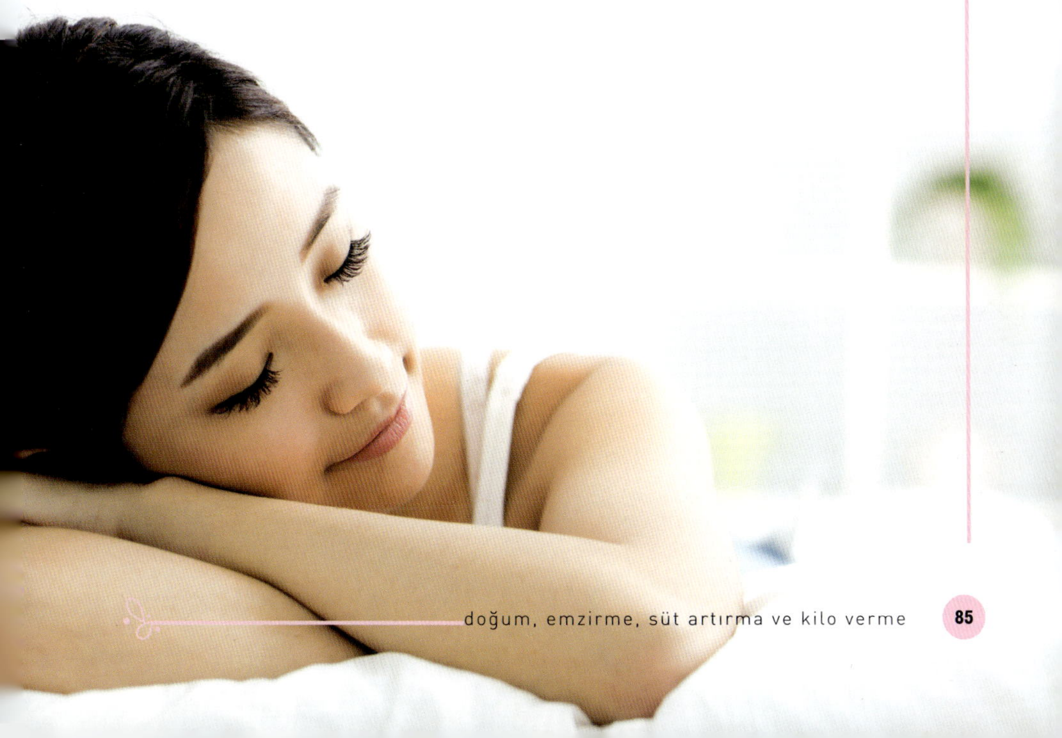

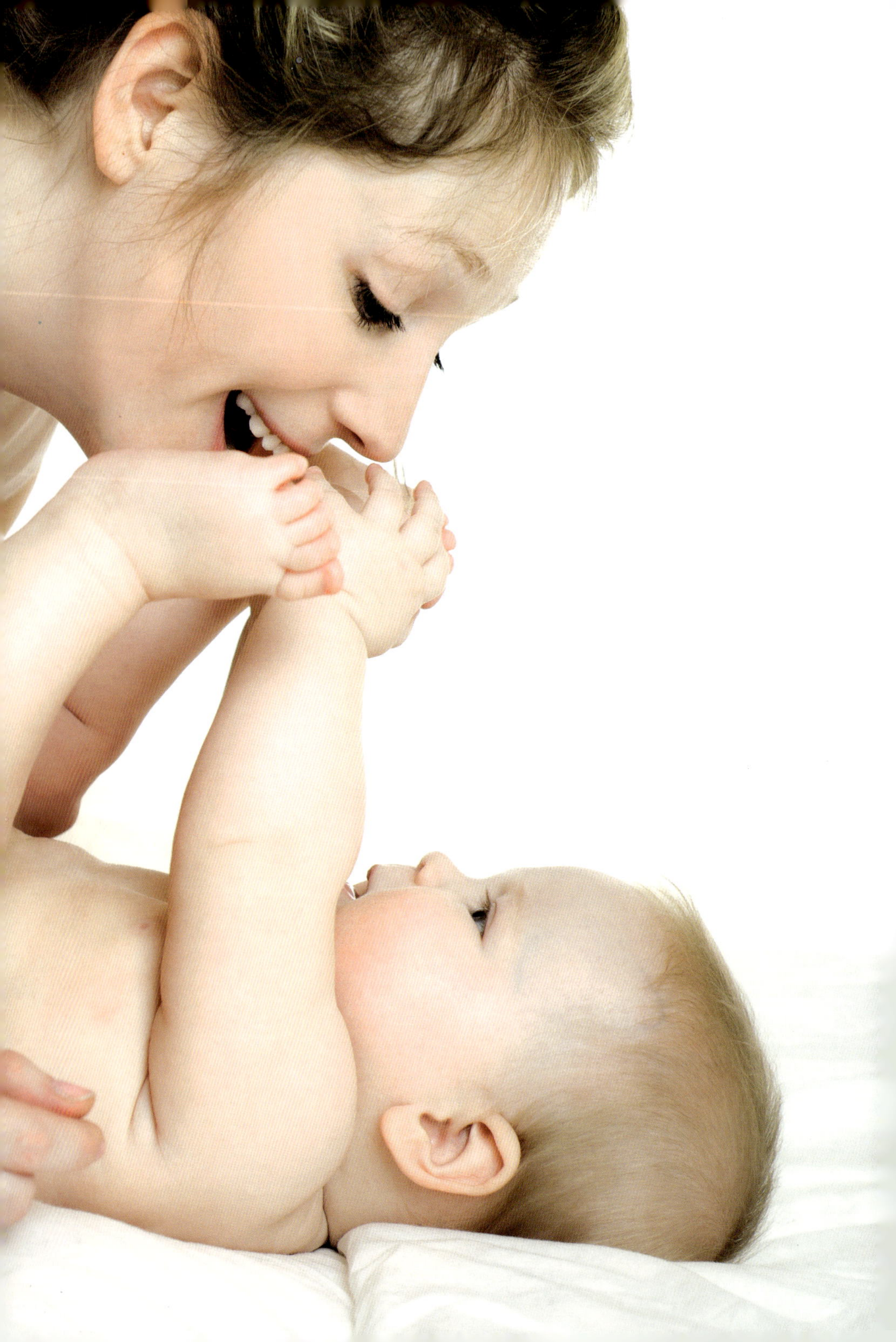

4 Her Gün Duş

Ilık su ile duş almak sizi rahatlatacaktır. Bunun haricinde duşta göğüslerinizi hafif masaj yaparak ılık su ile yıkamayı ihmal etmeyin. Zaten bu etkiyi duştayken göğüslerinizden sütün akması ile test edip onaylaya da bilirsiniz.

5 Gece Emzirmesi

Bazıları rahat uyuyabilmek için gündüz daha fazla süt sağıp gece uyumayı, bebeğe de sağdığı sütü vermeyi tercih ediyor. Bu kesinlikle yanlış bir yöntem. Sütün içeriği gece ve gündüz bile değişkenlik gösterir. Eğer sütü sağarak verecekseniz gece sütünü bebek gece içmelidir. Gündüz sütünü gündüz. Bunun haricinde, ilk aylar için gece bolca emzirmek süt artışını olumlu yönde etkiler. Bebekte bir sorun varsa ve ememiyorsa bile gece birkaç kez kalkıp sütünüzü sağın. Ve buzluğa kaldıracaksanız gece sütü olduğunu üzerine ekleyin.

6 Sütüm Yetiyor mu?

Bu cümleyi değil bir kez söylemek, düşünmeyeceksiniz bile. Negatif olursanız, negatifler sizi bulur unutmayın. Sütüm yetmez mi endişesi bile sütünüzün yetmemesine neden olabilir. Endişeye mahal yok. Emzirebileceğinize olan inancınız tam olsun yeter.

7 Bebek ile Temas

Bebeğinizi emzirirken ondan başka bir şeyle ilgilenmeyin. Bebekler hisseder. Siz hissetmez diye düşünseniz de hisseder. Beraber paylaştığınız ortak bir andır bu an. Bebeğinizi severek ve ona sarılarak, onu hissederek ve başka şeyler düşünmeyerek emzirin.

8 Güven Duygusu

Hem kendinize, hem bebeğinize hem de çevrenize güvenmek zorundasınız. Sürekli bir şey olacak, başımıza bir şey gelecek endişesi ile yaşanmaz. Süt en çok psikolojik sebeplerle azalır ve kesilir.

9 Sık Emzirme

Sütünüz az olabilir. Göğüs ucunuz henüz tam çıkmamış olabilir. Bebek küçük ve göğsünüzü çok zor tutuyor, siz tutturmak için bir saat uğraşıyorsunuz ve o 3 dakika emiyor olabilir. Pes etmeyin ve sık sık emzirin. Bebek her ağladığında emzirin. Fakat sarılığı yüksek olan bebekler pek de ağlamaz ve çokça uyur. Bu yüzden özellikle ilk 2 ay bebeği 2-3 saatte bir emzirmek önemlidir ve bunun için gece uyumadan önce 2-3 saatte bir çalacak şekilde alarm kurabilirsiniz.

10 Süt Sağma

Bazen de süt çok fazla olur ve bebek doyar. Daha süt kalır ya da fazla olmasa da bebek hastadır ya da çok küçüktür ememez. Ya da bebek beklenenden az dakika emer. Böyle durumlarda mutlaka süt sağılmalıdır. Eğer bebek hiç emmiyorsa ilk aylarda 3 saatte bir süt sağılmalıdır. Bebek emiyorsa emme işi bittikten sonra her iki göğüs de sağılmalıdır. Kalan süt tarih ve saatli şekilde buzluğa ya da buzdolabının altına konulmalıdır.

* *Küçük bir tüyo: Sütünüzün azaldığını hissettiğiniz zamanlarda markette satılan mayalardan alıp 1 tatlı kaşığı kadar ılık bir suya koyun. 5 dakika kadar bekletip için. Sütünüzün arttığını göreceksiniz.*

Süt Artırıcı 10 Mucize Besin

Şimdi size sayacağım 10 besin hem sütünüzü artıracak hem de kalitesini yükseltecek. Bu besinleri gün içine dağıtarak tüketin. Yani demek istediğim üst üste yemenize gerek yok. Gündelik hayatınızda kullanabileceğiniz besinler olduğu için öğünlerinize ve öğün aralarınıza dağıtabilirsiniz. Bir de hepsini her gün yemek zorunda değilsiniz. Fakat özellikle ilk 3 ay her öğünde yeşillik olarak bir avuç da olsa dereotu tüketmeye çalışın. Ve ilk 40 gün mutlaka kitabın ilerleyen bölümlerinde vereceğim süt artırıcı kürü uygulayın.

1 Dereotu

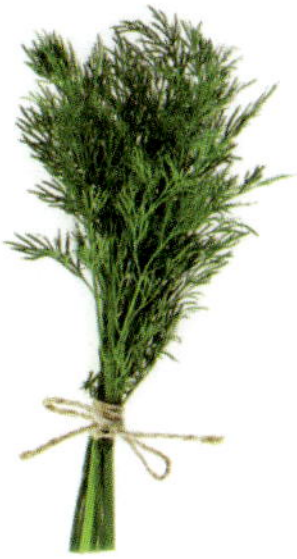

Prolaktin hormonunu artıran besinlerden olduğu için dereotunu her gün tüketmek çok önemlidir. Süt artırıcı etkisi yüksektir.

2 Üzüm

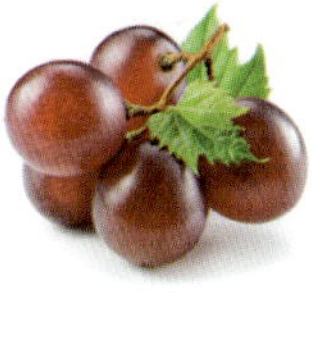

Tazesinin etkisi daha yüksek olsa da mevsiminde tüketmek önemli olduğu için kış bebeklerinin anneleri kuru üzüm de tüketebilirler. Kuru için bir porsiyon 1 yemek kaşığı kadar, taze için küçük bir avuçtur. Birkaç porsiyon tüketilebilir.

3 İncir

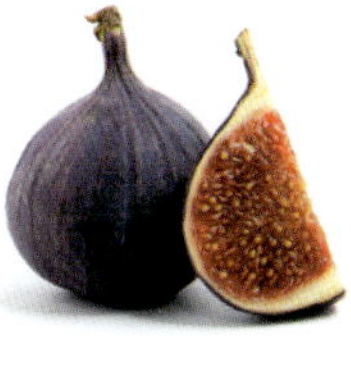

Yine prolaktin hormonunu yükselten önemli meyvelerin başında gelir. Günde 2-3 taneyi geç-

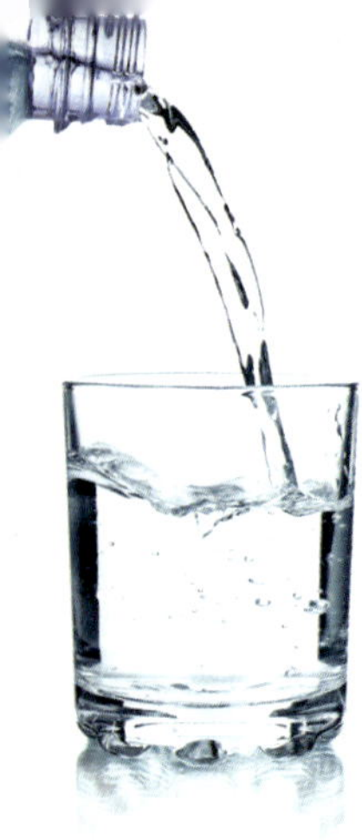

meden tüketmek gerekir. Yüksek kalorisi ve bol şeker içeriği unutulmamalıdır.

4 Madensuyu

İçeriğindeki minerallerle süt artırılmasına yardımcı bir içecektir. Günlük bir şişeyi geçmemek gereklidir. İçindeki sodyum miktarından kaynaklı olarak yüksek tansiyon hastaları tüketmemelidir.

5 Kuru Dut

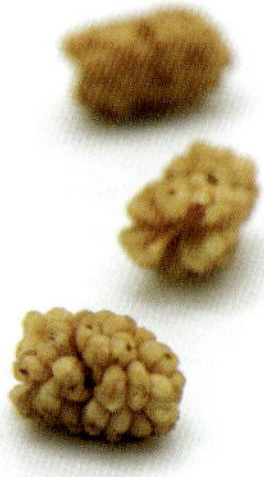

İçeriğindeki vitaminler ve mineraller süt artırmada yardımcı olup şeker dengelenmesinde önemli besinlerin başında gelir. 1 yemek kaşığını geçmeden günlük tüketilebilir.

6 Pekmezler

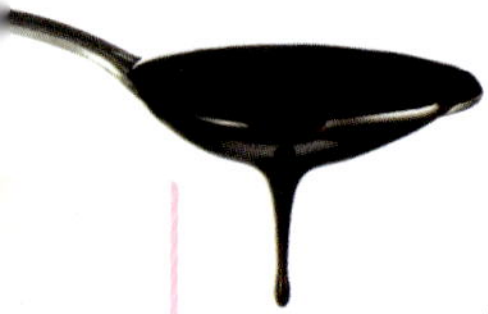

Üzüm, dut, keçiboynuzu pekmezi yine süt artırıcı etkiye sahiptir. Aynı zamanda yüksek kalorisi ile kişiye enerji verir. Günlük en fazla 1 yemek kaşığı kadar ve 1 tatlı kaşığı sabah, 1 tatlı kaşığı ikindi öğününde gibi bölünerek tüketilmelidir.

7 Tahin

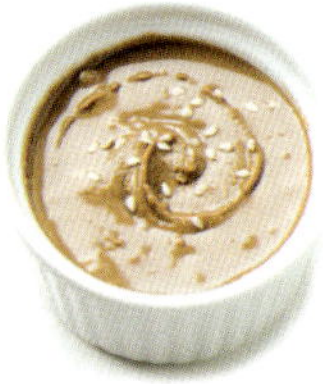

Tahin içeriğindeki kaliteli yağlarla süt kalitesini iyi yönde etkiler. Haftada 2-3 gün 1 parça tahin helvası yemek ya da 1 kaşık tahin tüketmek yeterlidir.

8 Kefir

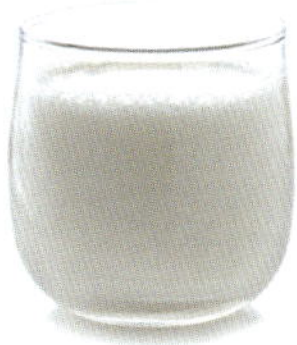

Barsaklarımızın/bağırsaklarımızın sağlığı için tüketilmesi gereken besinlerin başında gelirken, süt artırıcı özelliği de oldukça yüksektir. Ara öğünde bir bardak tüketilebilir.

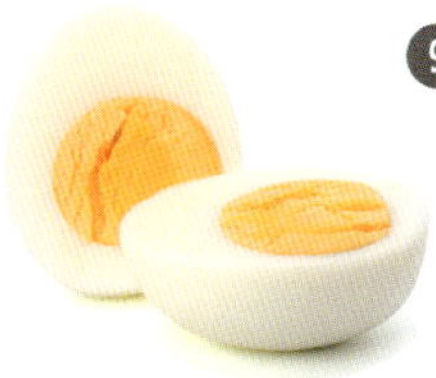

9 Yumurta

Anne sütünden sonra vücut için en iyi protein kaynağıdır.

10 Su

Yapılan araştırmalar gösteriyor ki az su sütün miktarını eksi yönde etkiliyor. Süt daha kıvamlı olsa da yeni doğan bebeğe su verilmediği için sütten tüm ihtiyacını gideriyor. Anne su içmediğinde bebeğin de su ihtiyacı yeteri kadar karşılanamaz. Emziren annenin su içmesi çok önemlidir. 3 litre kadar su içilmelidir. Yaz aylarında daha fazla da içilebilir. Fakat aşırı su da sütü seyrelttiği için farklı bir durum yoksa 5 litrenin üzerine çıkılmamalıdır.

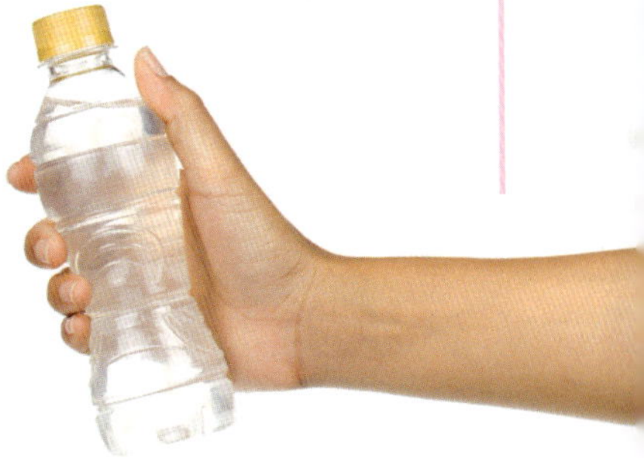

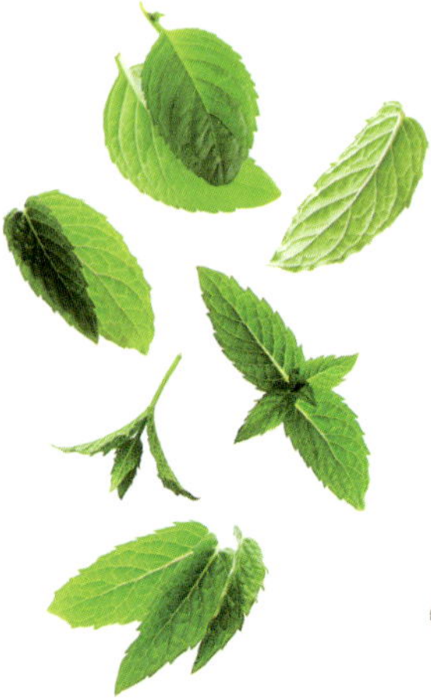

Süt Azaltıcı 10 Besin

Şimdi size sayacağım 10 besinden uzak durmanız gerekecek. Bu besinlerin fazla tüketimi sütünüzü azaltabilir. Bu besinleri bebeği sütten kesme aşamasında kullanmak daha doğru olur.

1 Nane

Fazla nane sütü azaltır. Fakat buradaki kasıt 1-2 yaprak naneyi haftada bir iki kez salatada yemek değil. Emziren anne salatalarda ve yemeklerin yanında bolca nane tüketmemelidir.

2 Maydanoz

Maydanoz diüretik yani vücuttan su attıran bir besindir. Fazlası sütün azalmasına neden olur. Yine salatanın içindeki bir dal maydanozdan bir şey olmaz fakat fazla maydanoz yemek emzirme döneminde çok doğru değildir.

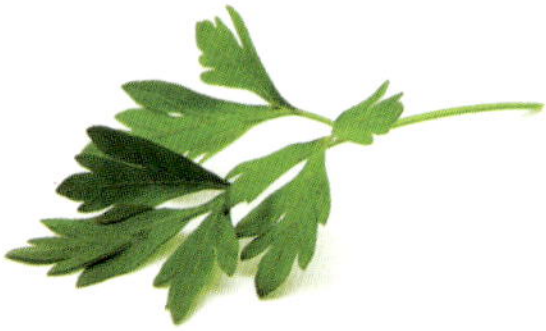

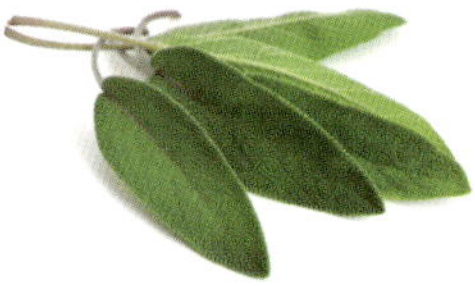

3 Adaçayı

Emziren annelerin içmemesi gereken bir çaydır. Süt azaltıcı etkisi vardır.

④ Salamura Besinler

Salamura besinlere en güzel örnek turşu gibi gıdalardır. Yani saklanmak üzere fazla tuzda bekletilen gıdalar. Kişilerin bu tür besinleri nadir tüketmesi gerekir. İki haftada küçük bir-iki parça salatalık turşusu gibi.

⑤ Acı ve Çok Baharatlı Yiyecekler

Sütten direkt bebeğe geçen acı ve baharat bebeklerin sütü ememesine neden olur.

⑥ Aşırı Tuz

Aşırı tuz tüketimi ilk olarak kişinin kendi böbreklerini yorar. Vücuttaki suyun tutulmasına neden olduğu gibi, süt oluşumuna da engel olur. Yemekler normal tuzlu yapılmalıdır.

⑦ Fazla Kafein

Fazla kafein alımı bebeği irrite eder. Sütün kalitesi düşer.

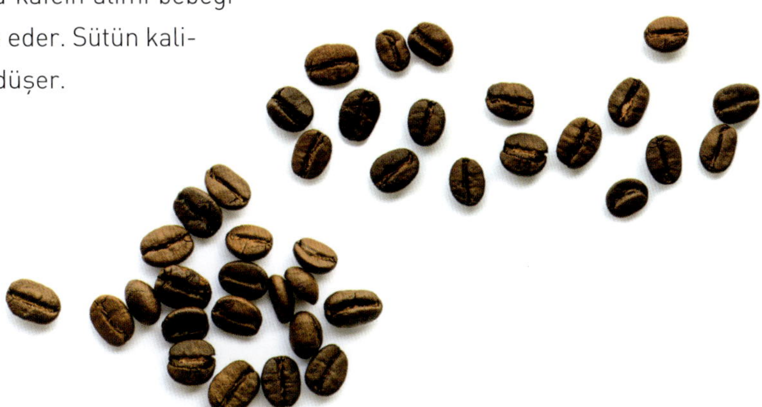

❽ Fazla Nişastalı Besinler

Nişasta içeren besinlerin başında patates ve bezelye gelir. Sürekli ve üst üste bu yemeklerin yenilmemesi gerekir.

❾ Sirke

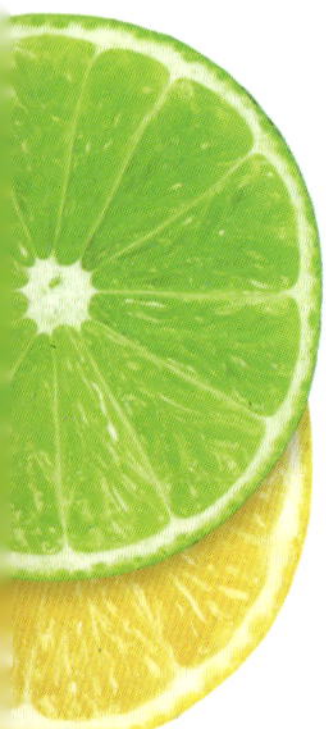

Fazlasının anne sütünü azaltıcı etkisi olabilir. Fakat anne özellikle ilk 40 gün banyosunda sirke bulundurabilir.

❿ Fazla Limon

Limonun fazlası yine süt azalmasında etkin olabilir. Günlük olarak abartıya kaçmadan salatalara az da olsa eklenebilir.

NOT: *Yukarıda yazan besinlerin süt azaltıcı etkileri yüzde yüz olmamakla birlikte pek çok emziren annede süt azaltıcı olarak gözlemlenmiştir. Bu yüzden yukarıda yazan besinleri tüketirken dikkatli olmak önemlidir. Kişisel bir durum söz konusu olup bazı besinler sütünüzü azaltmayabilir.*

Sütünüzün az olma sebebi tiroit fonksiyonlarınızdaki bir problem olabilir. Mutlaka hamilelikten sonra da tüm kan tahlillerinizi yaptırıp doğum ve sonrasında eksik olan vitamin ve mineraller için takviyelerinizi yapmalısınız. Doktorunuzun uygun gördüğü ilaçları düzenli kullanmalısınız.

Emziren Anneler İçin Süt Artırıcı Kürler

Süt artırıcı içecek-incir huzuru

Malzemeler

- 4 adet kuru incir
- 4 adet gün kurusu (kuru kayısı)
- 1 yemek kaşığından biraz fazla kuru üzüm
- 1 yemek kaşığından biraz fazla kuru dut
- 5 kuru hurma
- 2 tane kabuk tarçın
- 1 tatlı kaşığı rezene tohumu
- 2-3 tane karanfil
- 1 tatlı kaşığı çörek otu
- 2 litre su

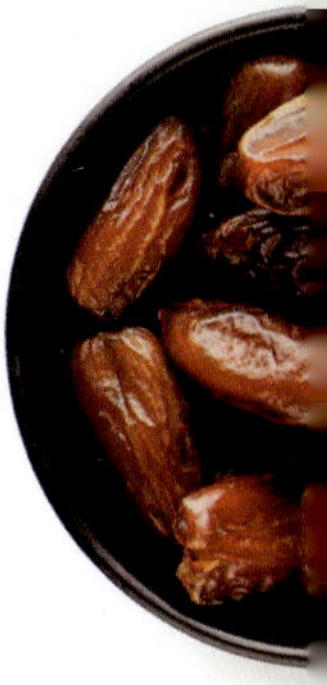

Tarif

Tüm kuru meyveleri küçük parçalar halinde doğrayın. 1 tatlı kaşığı rezene tohumunu ilave edin. 2-3 tane karanfili ve 2 tane kabuk tarçını kırıp ekleyin. Tüm malzemenin üzerine 2 litre su koyup kaynatın. Kaynayınca altını kapatın. Ilıdıktan sonra çörek otunu da ilave edin. Yarım gün bekletin. Afiyetle tüketebilirsiniz. İçindeki malzemeleri de yiyebilirsiniz. Buzdolabında 3 gün saklanabilir. Çok soğuk tüketmeyin bebeğe gaz yapabilir. Ara öğünde 1-2 bardak içilebilir. Misafirlere ikramlık olarak sunulabilir.

Gaz giderici çay

Malzemeler

- 1 tatlı kaşığı rezene tohumu
- 1 tatlı kaşığı anason
- 1 çay kaşığı kekik
- 4-5 tane kimyon tohumu
- 300 ml kaynar su

Tarif

300 mililitre kaynar suya her birinden ölçüsü kadar (kaşıklar tepeleme değil silme dolacak) ekleyip 7 dakika kadar demlendirin. Süzün ve tüketin. Akşam 20.30 gibi günde bir bardak tüketebilirsiniz.

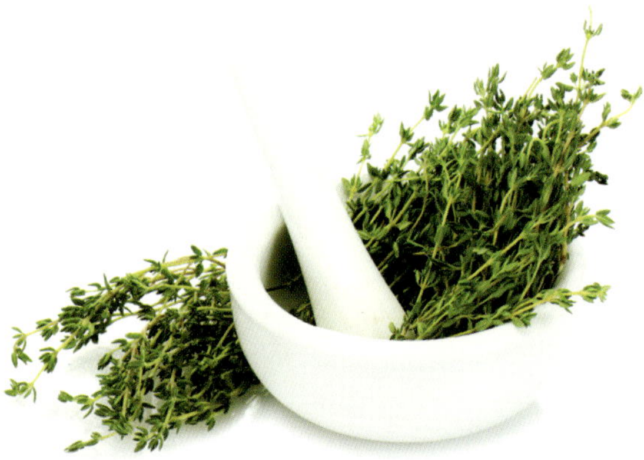

Süt artırıcı çay

Malzemeler

- 1 çay kaşığı ısırgan otu
- 1 çay kaşığı çemen otu
- 1 çay kaşığı rezene
- 1 çay kaşığı roybos
- 1 tane kabuk tarçın
- 300 ml kaynar su

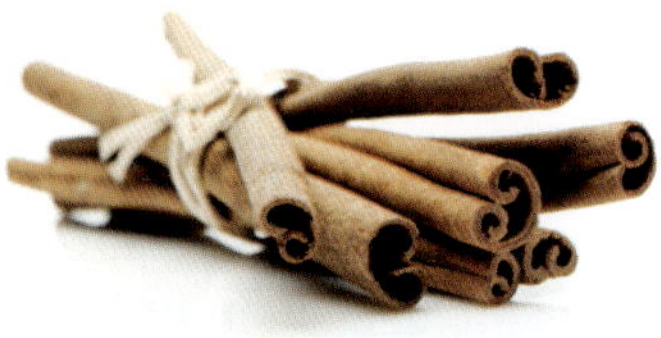

Tarif

Tüm malzemeyi 300 mililitre kaynar suya atın. 7 dakika kadar demlendirin. Günde 2 kez yemeklerden sonra ara öğünde içilebilir.

* Emziren anne doğumda ve sonrasında çok yorulur ve yorgun düşer. Yeteri kadar vitamin ve mineral alamayabilir. Bu yüzden ilk 40 gün doktorunun da onayladığı bir multivitamin takviyesi kullanması hem kendini daha iyi hissetmesi adına hem de sütünü artırmak için yararlı olacaktır.
* Bu 3 tarif de emziren annenin kendisi içindir. Kesinlikle bebeğe verilmemelidir.

Bebeğe Gaz Yapan Besinler

Her anne ve bebek özeldir. Bu yüzden tam manası ile genelleme yapmak doğru olmasa da bazı besinlerin gaz yapıcı özellikleri diğerlerine göre daha fazladır. Bunları daha az, hatta eğer kolik bir bebekse hiç tüketmemek daha doğru olur.

Kuru Baklagiller

Kuru baklagiller kaliteli içerikleri ile süt artırmada yardımcı besinler olsalar da, bebeğe gaz yapma ihtimali en yüksek besin grubudur. Mümkünse piştiği ilk gün yenmeli, pişirmeden bir gün önce su veya sütte ıslanmalı ve bu şekilde tüketilmelidir.

Bulgur Pilavı

Yine süt artırma kürlerinde bolca kullanılan bulgur kolik bebeklerde aşırı gaz yapabilir. Günde 6-7 kaşığı geçmemek gerekir. Eğer bebekte çok gaz varsa uzak durulmalıdır.

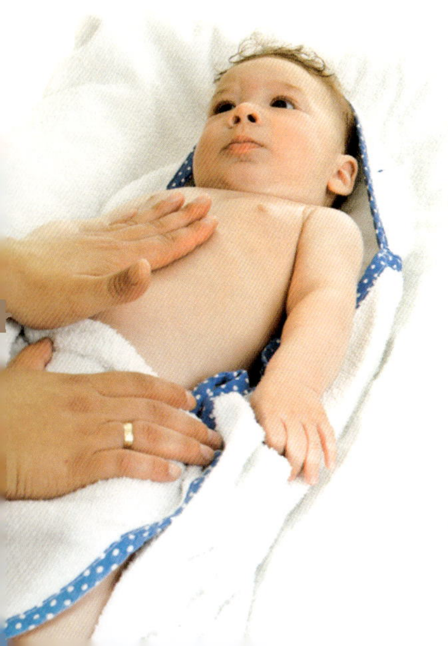

Kereviz, Pırasa, Taze Soğan

Diğer kış sebzeleri gibi posa içeriği yüksek olup gaz yapıcı besinlerdendir. Süt artırıcı özellikleri yüksektir fakat dikkatli tüketilmelidir.

Kuru Meyveler

Çok iyi süt artıran besinlerdir, fakat bebekte gaz oluşumunu tetikleyebilir.

Kafeinli İçecekler

Bebeği rahatsız edeceği için ilk 3 ay bebeği gazlı olan annelerin uzak durması gerekir.

Lahana

Lahana ve lahana çeşitleri büyük insanlarda nasıl gaza sebep oluyorsa, henüz daha çok minik olan bebekleri fazlaca rahatsız edebilir.

Brokoli, Karnabahar

Haşladığınızda da çıkan kokudan rahatlıkla anlayabileceğiniz üzere gaz yapıcı gıdaların en başında gelenlerdendir. Kesinlikle haşlama suyu içilmemeli ve dökülmelidir. Bebek gazlıysa 3-4 ay uzak durulmalıdır.

Gaz giderici minik öneriler:

- Bebeğinize bu tür gıdalar gaz yapıyor olabilir. Hepsini bir arada ya da üst üste günlerde kesinlikle tüketmeyiniz.
- Yemeklerin üzerine kimyon ekleyerek tüketin.
- Her akşam 21.00 gibi 1 bardak gaz giderici rezene çayı içebilirsiniz.
- Alternatif tıpta kiraz çekirdekleri gaz giderici olarak yıllardır kullanılır. Şu anda bebek malzemeleri satan hemen hemen tüm mağazalarda kiraz çekirdeği yastıkları gaz giderici olarak satılmaktadır. Yaz mevsiminde bu çekirdeklerden kendiniz de kiraz çekirdeği yastığı yapıp bebeğinize gaz giderici olarak kullanabilirsiniz.

İlk 12 Ay Emziren Anne Beslenmesine Örnek

7 Günlük Mönü

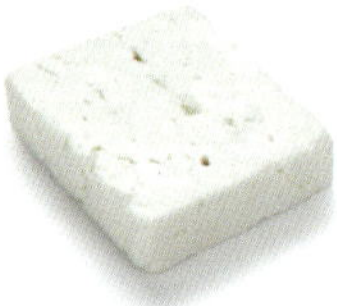

PAZARTESİ

sabah

2 kibrit kutusu kadar beyaz peynir
1 adet haşlanmış yumurta
7 zeytin
2 ince dilim tam buğday ekmek
Dereotu bol

ara

1 yemek kaşığı yabanmersini kurusu

öğle

1 kâse çorba
4 köfte kadar ızgara tavuk
1 ince dilim ekmek
Salata

ara

Süt artırıcı incir huzuru (1 bardak)
1 bardak kefir + 1 hurma

akşam

10 yemek kaşığı kıymalı sebze yemeği
1 kâse cacık
Yeşil salata (dereotunu bol kullanın süt artırıcı)

ara

1 bardak süt artırıcı incir huzuru
1 tane galeta + 1 tatlı kaşığı keçiboynuzu pekmezi

SALI

sabah

1 bardak laktozsuz süt
6 yemek kaşığı yulaf ezmesi
3 adet hurma
1 çay kaşığı toz tarçın
1/4 elma
(Süt ve yulaf ezmesini tavada 5 dakika pişirin. İçine kestiğiniz kuru hurmayı ve rendelediğiniz elmayı ekleyip karıştırın. Üzerine de tarçın ekleyin.)

ara

3 hurma + 10 badem

öğle

1 kâse çorba
5-6 kaşık bulgur pilavı
4 tane fırın köfte
Salata (bol yeşillikli salata)

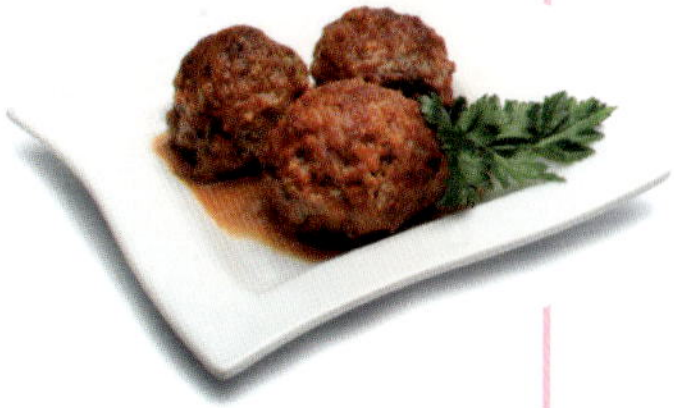

ara

Süt artırıcı incir huzuru (2 bardak)

akşam

10 yemek kaşığı kıymalı sebze yemeği
1 kâse cacık
Yeşil salata (dereotunu bol kullanın)

ara

1 bardak kefir
15 tane antepfıstığı

ara

1 porsiyon meyve

ÇARŞAMBA

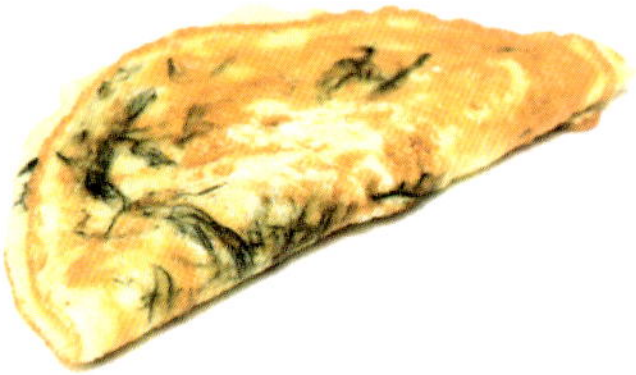

sabah

Omlet (2 yumurta
az süt ve az yağ ile)
2 dilim ekmek
Yeşillik - dereotu şart (limon ile)

öğle

1 kâse sebze çorbası
1 tabak erişteli yeşil mercimek yemeği
1 kâse cacık
Marul salatası

ara

1 meyve + 10 adet çiğ fındık

ara

1 bardak süt

akşam

10 yemek kaşığı kıymalı istediğiniz
bir sebze yemeği
1 ince dilim ekmek
1 kâse cacık
Maydanoz ve dereotu (limon ile)

ara

1 bardak süt artırıcı incir huzuru

ara

1 bardak kefir
10 antepfıstığı

ara

1 parça peynir + dereotu

PERŞEMBE

sabah

Pizza omlet
(2 yumurta + 1 kapya biber + 1 yeşilbiber
1 avuç pırasa ya da mevsimine göre
mevsim sebzesi
1 yemek kaşığı yulaf + 1 parça peynir +
1 tatlı kaşığı tereyağı + 1 avuç dereotu +
az karabiber + 5 adet mantar)
Yeşillik - dereotu şart

öğle

4 ızgara köfte (her bir köfte 30 g)
4 kaşık makarna
1 kâse cacık (1/2 kâse yoğurt)
Marul salatası

ara

1 meyve + 10 adet çiğ fındık

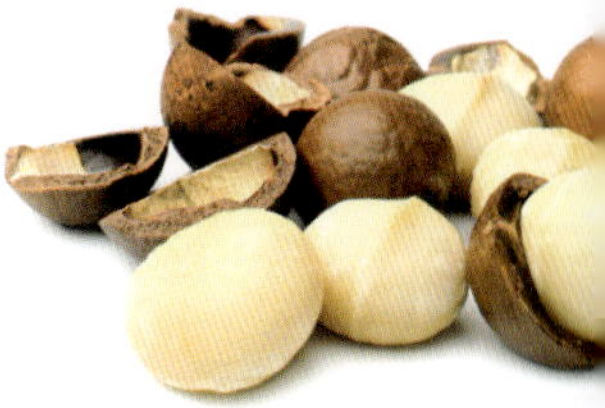

ara

1 bardak süt

akşam

10 yemek kaşığı istediğiniz bir sebze yemeği
1 ince dilim ekmek
1 kâse cacık
Dereotu

ara

1 bardak süt artırıcı incir huzuru

ara

1 bardak kefir
10 adet çiğ badem

CUMA

sabah

1 tost (2 kibrit kutusu beyaz peynir ile)
7 zeytin
2 tam ceviz
1 tatlı kaşığı bal
Salatalık, domates, yeşillikler

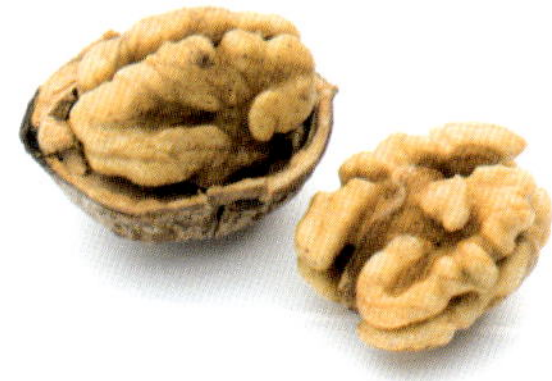

öğle

1 kâse yoğurt çorbası
10-12 yemek kaşığı kıymalı sebze yemeği (örneğin karnabahar gibi sebzeler gaz yapıcıdır. Yerine farklı bir sebze olabilir.)
1-2 dilim ekmek
Salata

ara

1 kâse yoğurt (mayalı gıdalar süt artırıcıdır)

ara

1 bardak süt artırıcı incir huzuru

akşam

1 kepçe çorba
5-6 kaşık mantı
1 kâse yoğurt
Söğüş salata yeşillikle

ara

4 hurma + 10 adet kara kuru üzüm
1 su bardağı süt

ara

1 tane galeta

CUMARTESİ

sabah

Menemen (1 yumurta, 1 tatlı kaşığı yağ ile)
2 ince dilim ekmek
7 zeytin
1 parça kaşar peynir
1 tatlı kaşığı reçel veya bal
Söğüş salata yeşillikle

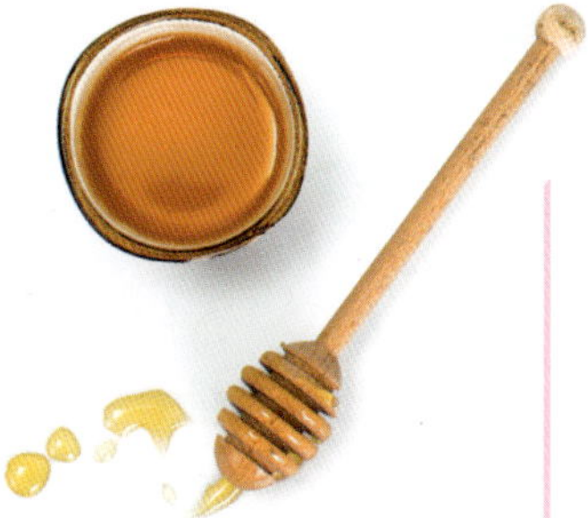

öğle

1 kâse yoğurt
2 salatalık

ara

1 kâse çorba
1 bardak kefir

ikindi

1 avuç karışık kuruyemiş

ara

1 bardak süt artırıcı incir huzuru

akşam

5 köfte kadar et
4-5 kaşık pilav
Söğüş salata yeşillikle
(roka-tere-nane-marul-dereotu)

ara

Bal beyazı (1 kâse yoğurdu 1.5 tatlı kaşığı balla karıştırıyoruz + 5 fındığı ezip üzerine serpiyoruz)

PAZAR

sabah

1 yumurta tereyağlı sahanda
1 dilim börek
1 ince dilim ekmek
5 zeytin veya badem
1 yemek kaşığı pekmez tahin karışımı
Söğüş salata yeşillikle

öğle

1 kâse yoğurt
2 salatalık ya da 1 tane havuç

ikindi

1 porsiyon istenilen tatlı

ara

1 bardak ayran

akşam

1 orta boy ızgara ya da fırın balık
20 g tahin helva
Söğüş salata yeşillikle
(roka-tere-nane-marul-dereotu-maydanoz)

ara

Bal beyazı

ara

1 galeta + 7-8 adet badem

* Süt artıcı kürler bölümünden süt yapan incir huzuruna ulaşabilirsiniz. Mevsimine uygun olarak domates-salatalık eklemesi yapılabilir.
* Kişisel farklara ve aya göre miktarlar artırılabilir ya da azaltılabilir. Kişinin kendi boy ve kilosu, yaşı, daha önce yaptığı diyetler, emzirme sıklığı ve süresi, bebeğin kaç aylık olduğu gibi farklılıklar kalorinin düşmesine ya da yükselmesine neden olabilir. Bu örnek bir listedir. Değiştirerek 1-2 ay uygulayıp hayat tarzı haline getirilebilir.

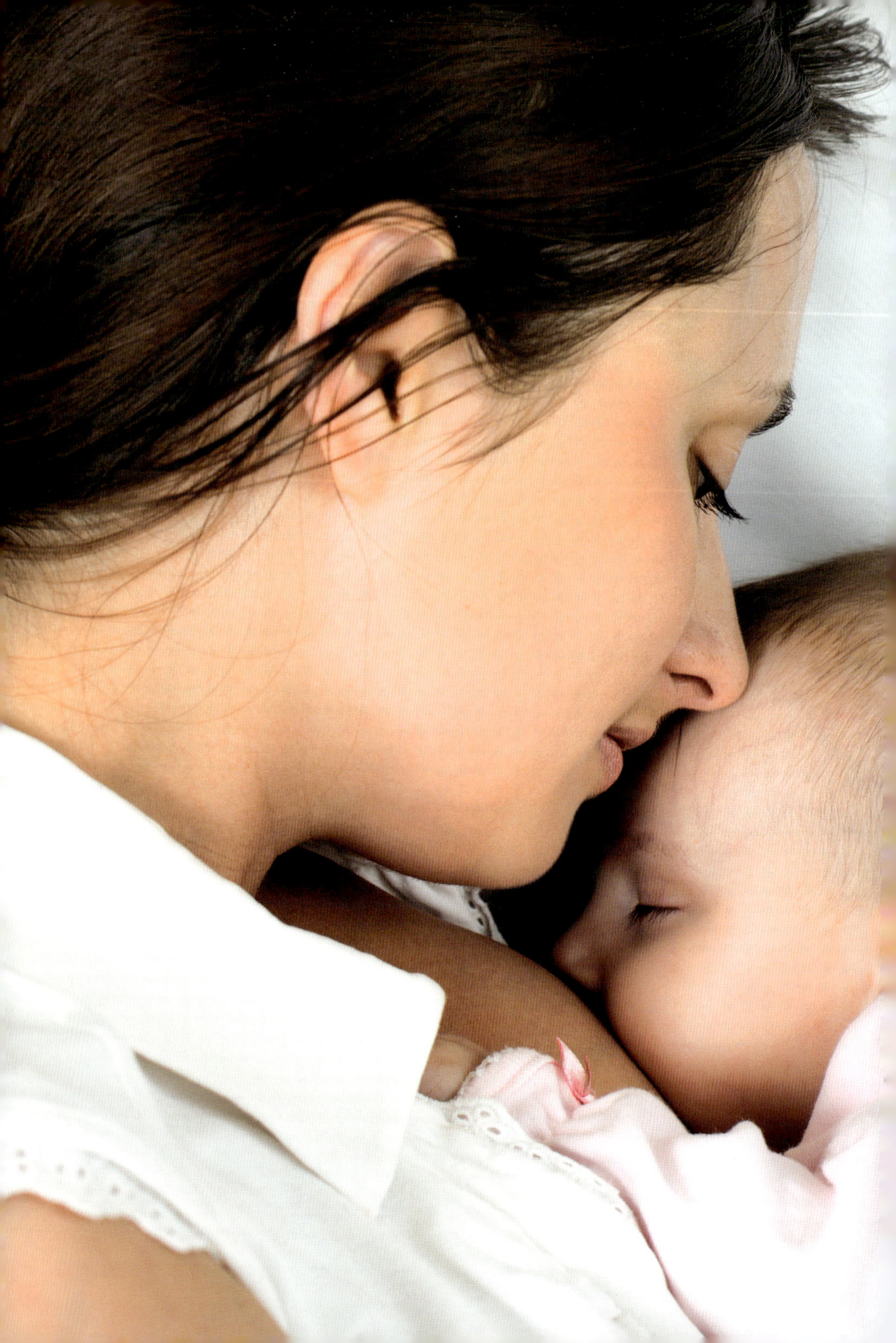

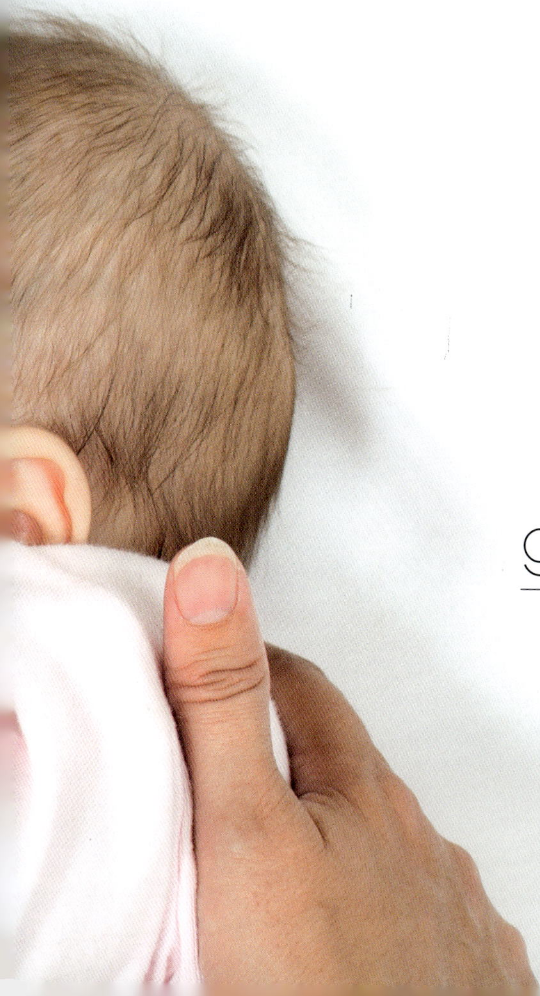

ALTINCI BÖLÜM

emzirme hakkında bilmeniz gerekenler

iyi yerleşmiş

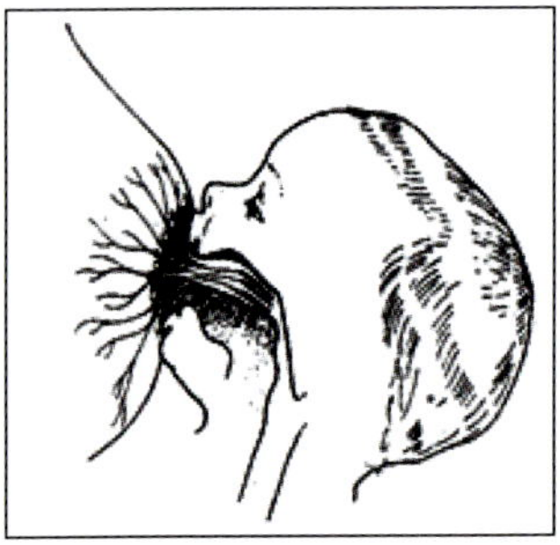

iyi yerleşmemiş

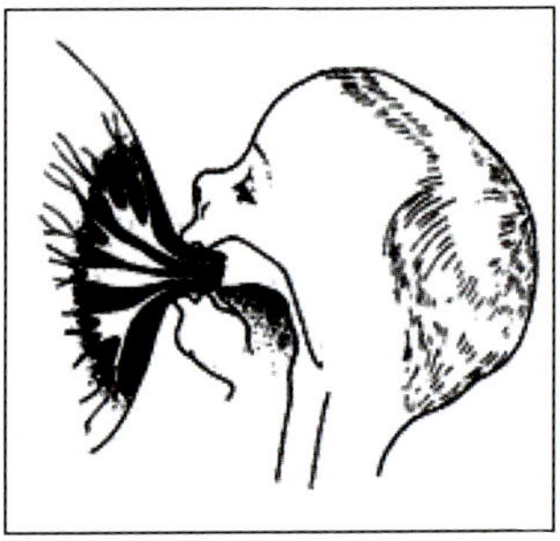

iyi yerleşme

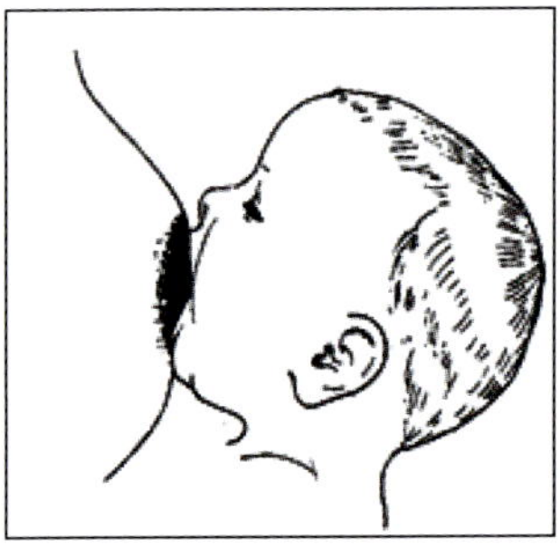

iyi olmayan yerleşme

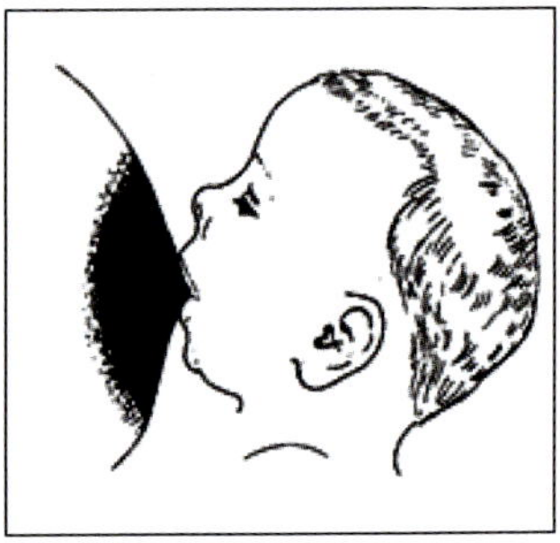

Doğru Emzirme Teknikleri

Doğru emzirme ile süt artırılır, meme çatlakları ve yaraları engellenir. Bebek rahat emdiği gibi mastit de engellenir. Aşağıda aşama aşama bebeği doğru emzirmeyi anlatacağım.

1. İlk olarak anne ellerini yıkamalıdır.

2. Meme başı ve vücut her zaman temiz tutulmalı, kokulu yiyeceklerden uzak durulmalıdır.

3. Rahat bir yere oturun. Sırtınızı mutlaka bir yere dayayarak destek alın. Oturduğunuz yer sıcak ve temiz olsun. Kendinizi rahat hissedin.

4. Süt için endişeli olmayın. Çok sevdiğiniz bir kişi ile yemeğe çıktığınızı düşünün.

5. Bebeğinizin yüzüne bakın. Göz temasını ihmal etmeyin ve başka şeylerle ilgilenmeyin. Ona dokunun ve sevgi dolu sözler sarf edin.

6. Bebeğin yüzü ve bedeni size dönük olsun. Bebeğin başını kolunuzun iç kısmına yerleştirin. Aynı kol ve elle bebeği kalçasından kavrayın.

7. Göğsünüzü kahverengi kısma gelmeden elinizle göğüsün orta kısımlarından tutun.

8 Meme ucunu bebeğin dudağına birkaç kez değdirin. Gerekirse göğsünüzü sıkıp bir iki damla bebeğin dudaklarına süt değdirin.

9 Bebek ağzını açınca hızlıca göğüs ucunu ve bebeğin ağzının aldığı kadarı ile göğüsteki kahverengi kısmı bebeğin ağzına yerleştirin.

10 Bebeğin çenesi ile göğüs arası boşluk kalmamalı. Burnundan rahat nefes alabilmeli. Alt dudak dışa doğru, ördek pozisyonunda olmalıdır.

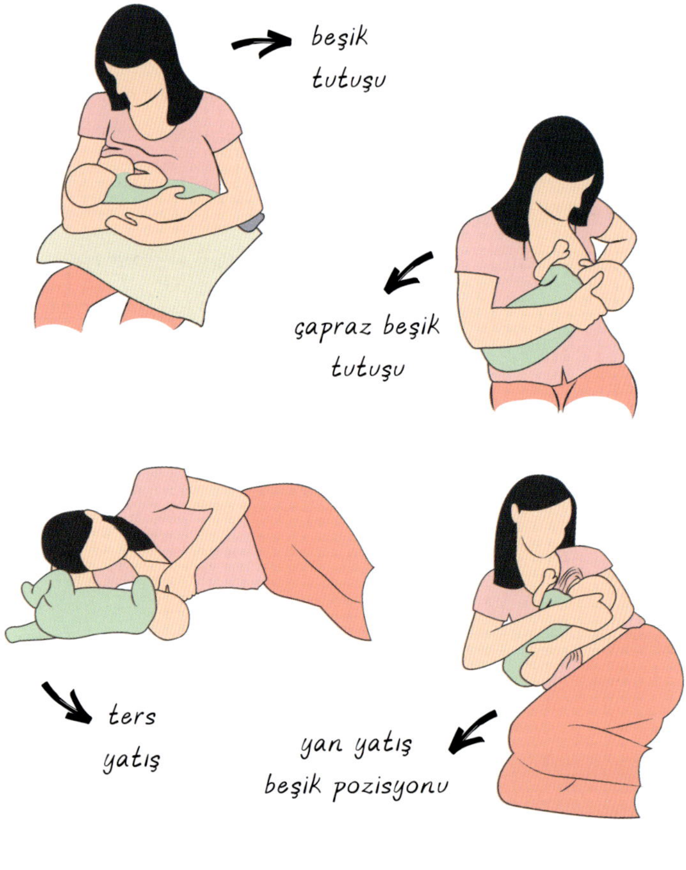

Bebek Ne Sıklıkta Emzirilmelidir?

Bebekler ilk 6 ay 600-1000 gram yani ayda ortalama 800 gram almalıdır. 6-12 ayda 400 ila 600 gram arasında yani ortalama 500 gram alması bir bebeğin kilo alımının yeterli olduğunu gösterir.
Yani bebek ilk altıncı ayında doğum ağırlığının iki katına, ilk yaşın sonunda da üç katına çıkmış olmalıdır.
Yeni doğanda günlük ağırlık kazanımı yaklaşık 30 gram olmakla beraber prematürelerde bir günde 15-20 gram kilogram başına normaldir.

** 0-1 yaş arasındaki bebekler kilogram başına yaklaşık 103-105 kalori almalılardır.*

Yeni Doğanda (0-1 Yaş) Beslenme Sayısı ve Mide Kapasitesi

Yaş	Beslenme Sayısı	Miktar
1-1 Hafta	8-10-12 kez	60-90 ml
0 Hafta-1 Ay	6-8-10 kez	125-150 ml
1-3 Ay	4-6-8 kez	150-180 ml
4-7 Ay	4-6 kez	180-210 ml
8-12 Ay	4-6 kez	210-250 ml

Ayrıca bebek her bir göğüste yaklaşık 20 dakika olmak üzere iki göğüste her seferinde emzirilmelidir. Fakat bebek tek göğüsle doyuyor ise diğer göğüs bir sonraki emzirmede ilk olarak verilmelidir. Yani göğüsler sırası ile boşaltılmalıdır.

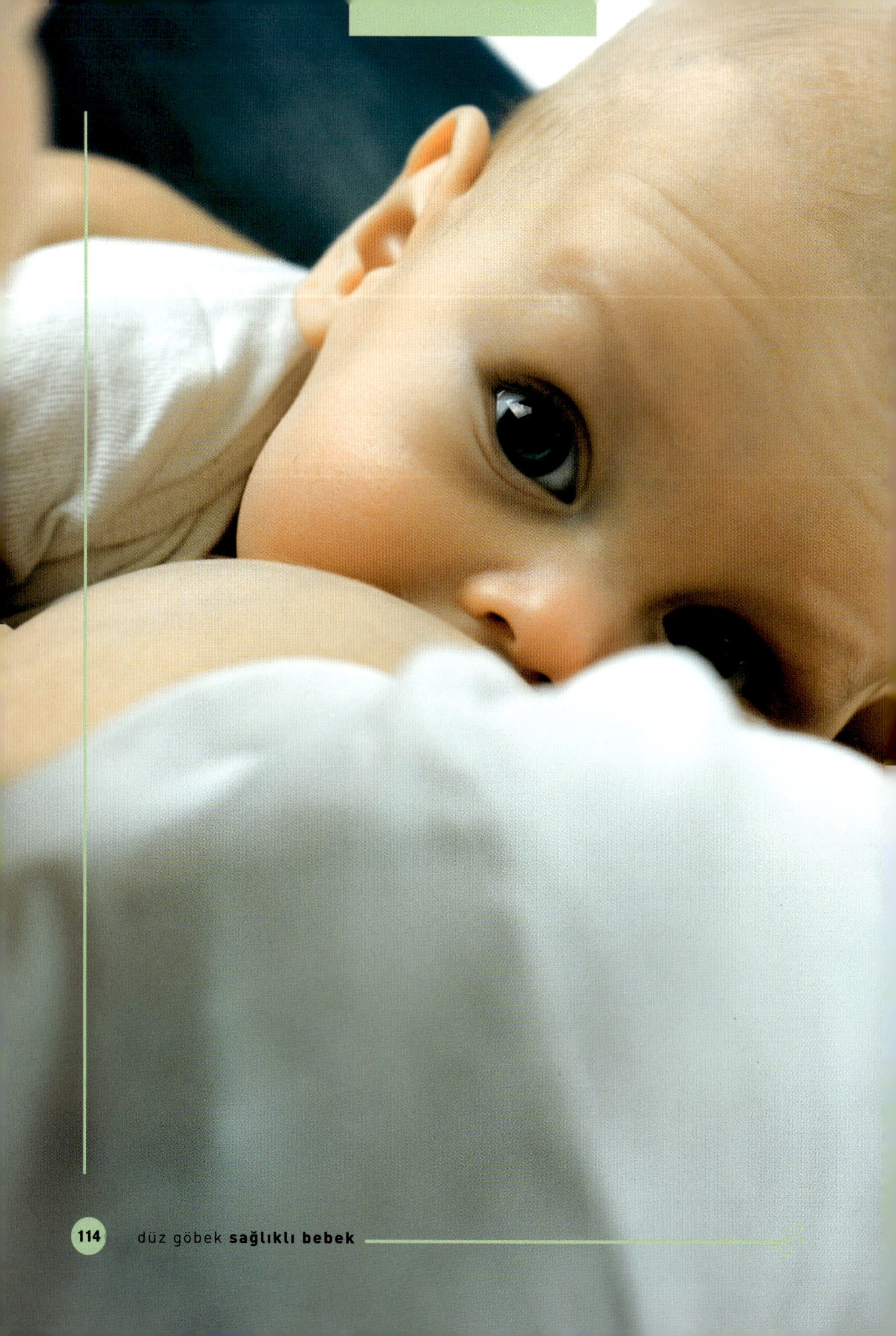

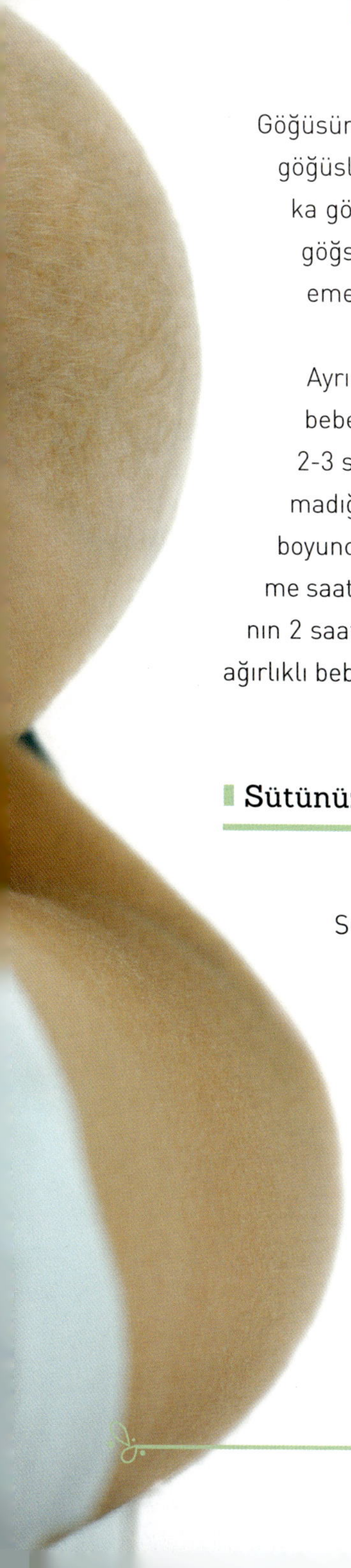

Göğüsün tam boşaldığından emin olmak gerekir. Bebek göğüsleri yeteri kadar boşaltamadan doyuyorsa mutlaka göğüsler sağılmalıdır. İlk bir iki gün bebek her bir göğsü 20 dakika kadar ememez, 5-10 dakika kadar emebilir. Gün geçtikçe bu süre artar.

Ayrıca emzirme süresi kişisellik de gösterebilir. Kimi bebekler saat başı emmek isterken kimi bebekler 2-3 saatte bir emmek ister. Bu illaki de bebeğin doymadığı anlamına gelmez. Önemli olan nokta ilk 1 ay boyunca yeni doğan bebeğin sık sık emzirilmesi, emzirme saatinin 2-3 saati hatta ilk günlerde emzirme sıklığının 2 saati geçmemesi önemlidir. Özellikle düşük doğum ağırlıklı bebekler için sık sık emzirilme çok önemlidir.

Sütünüz Bebeğinize Yetiyor mu?

Sürekli endişe duyduğunuz ya da siz endişe duymuyorsanız da çevreniz yüzünden stres yaşadığınız sütüm yetiyor mu yetmiyor mu sorunsalına çok kolay bir çözüm bu maddelerde var.

- Bebek 20 günlük olduğunda yaklaşık 500 gram aldıysa süt yeterlidir.
- Ağırlıktaki değişimler izlenmelidir. İlk 3-4 gün bebeğin kilosunda azalma olabilir. Yaklaşık doğum kilosunun %5-7'si gibi. Bu şişliğin gitmesi anlamına gelir. Sonrasında

günlük yaklaşık 20-30 gram almalıdır. 10. gün kontrolünde mutlaka bebek tartılmalı ve doğum kilosuna tekrar ulaşmış olmalıdır. Sonuçlara göre rota çizilmelidir.

- Bebek günde 6-8 kez bezini ıslatıyorsa süt yeterlidir. İlk 2 gün daha az sayıda bez ıslatabilir fakat ıslaklık fark edilmelidir.
- Bebek günde en az 2 kez ve daha fazla kaka yapıyorsa süt yeterlidir. Bebek ilk 3-5 günden sonra sarımsı pütürlü daha cıvık bir kaka yapmaya başlar. Durum farklı ise lütfen doktorunuza danışınız. Bebek daha katı ve az kaka yapıyorsa süt yetmiyor olabilir.
- Bebek göğsü çekerken aynı zamanda yutkunuyorsa ve emmenin ardından sakinleşip gazı çıktıktan sonra uyuyorsa süt yeterlidir.
- Bebeğin büyüme eğrileri doğru takip edilmelidir.
- Bebek ilk aylarda çok sık emmek isteyebilir. Bu bebeğin illaki de doymadığı anlamına gelmez. Gaz ağrısı ile açlık ağrısı yine birbirine çok benzeyen ve karıştırılan ağlamalardır. Bebeğin kilo alımı yerinde ve hareketleri canlı ise endişe duymamak gerekir.
- DİKKAT! Bebek memeye sürekli yapışıyor, bırakınca ağlıyorsa; emdikten sonra rahat değilse ve sürekli ağlıyorsa, ilk 10 günde doğum kilosuna gelemediyse, hareketleri cansızsa sütünüz yetmiyor olabilir!
- Bebek ilk 6 ayda ortalama 600-1000 gram arası almalıdır.

Göğüs Yaralarını Nasıl Engellersiniz?

Emzirmedeki en önemli süreç annenin göğüs uçlarının yara olmamasıdır. Bunu engellemek aslında oldukça kolay. Fakat annenin özellikle alışma dönemi olan ilk 40 gün boyunca çok dikkat edilmelidir. Çünkü süt olsa da göğüs uçları yara olursa bebek emzirmek ıstıraba dönüşebilir ya da göğüs uçları iltihaplı şekilde yara olduğunda zaten bebeği emzirmemek gerekir. Ya da mastit (süt kanallarının boşaltılamaması ve göğüste birikmesi sonucu anneye ateşli ağrı veren, bebeği de sütten soğutan bir rahatsızlık) dolayısı ile bebek anneyi emmek istemeyebilir.

Peki göğüslerinizin mastit ve yara olmasını nasıl engellersiniz?

- Mutlaka hamileliğin 32-33. haftasından itibaren göğüs uçları için kullanılan göğüs ucu nemlendirici kremlerden kullanın.
- Eğer krem kullanmak istemezseniz susam ve badem yağını karıştırıp göğüs uçlarına sürebilirsiniz. Mutlaka emzirmeden önce bu yağları siliniz. Yağ kullanacaksanız kalkana bu yağları sürdükten sonra kalkanda biriken sütleri atınız.
- Her emzirmeden sonra göğüs mutlaka temiz bırakılmalıdır. Her emzirme sonrası göğüs temiz, ıslak ve yumuşak tek kullanımlık bir havlu bez (deterjansız) ile silinmeli, kremi sürülmeli ve kalkanı takılmalıdır.
- Doğumdan hemen sonra göğüs kalkanı mutlaka kullanın. Özellikle ilk 40 gün boyunca bu kalkan sürdüğünüz kremin iç çamaşırınızın değil göğsünüzün emmesini sağlayacak, aynı zamanda göğsü nemli tutacak ve göğüste fazla biriken sütün de kalkana akmasını sağlayıp hem sütün boşa gitmesini engelleyecek hem de mastite engel olacaktır.
- Her emzirmede göğüslerin tam boşaldığından emin olun. Bebek ilk 10-15 gün tüm sütü çekemeyebilir. Mutlaka sonrasında sütünüzü sağın. 2-3 saate bir emzirmeye çalışın, bu mastiti engeller.
- Çok dar kıyafetler ve iç çamaşırları giymeyin. Kalkanı ve kremi dışarıya da çıksanız ilk 40 gün ihmal etmeyin.
- Mastit durumunda sıcak su torbası ya da sıcak kompres ile göğse masajlar yapıp sütü sağın. Bebek mastitli göğsü emmek istemez-

se zorlamayın, sütün tadı biraz değiştiği için emmek istememesi normaldir. Sütü sağın, göğüs normal hale döndükten sonra emmeye devam edecektir.

- İltihap, apse, kanama gibi durumlarda emzirmeden önce mutlaka doktora danışın.

Emzirme Döneminde Spor ve Egzersiz

Hamilelikte alınan kilolar yavaş yavaş doğumdan sonra hissedilmeye başlayınca spor yapmalıyım düşüncesi dile geliyor. Peki ama emziren anne hangi sporları yapmalı? Spor sütünüze zarar verir mi?

Sporun direkt süte zarar verdiğini gösteren bir araştırma yoktur. Fakat burada dikkat edilmesi gereken nokta şu: Spor sırasında kişi terler, yorulur ve oldukça kalori kaybeder. Terle beraber vücuttan atılan su, vitamin ve mineraller yerine konulmadığında süt azalabilir. Bunun haricinde terli ya da deodorantlı bir vücutla bebek emzirilmemelidir. Mutlaka anne temiz olmalıdır. Bebekler kokulara duyarlıdır. Annelerin spor sonrası duş almaları gerekir. Ayrıca parfüm gibi ağır kokular sıkmak doğru değildir. Bebek annenin temiz kokusunu sever.

Vajinal (normal doğumdan 15-20 gün sonra rutin, hafif tempolu yürüyüşlere doktora danışılarak başlanabilir. Sezaryen doğumdan 25-30 gün sonra kişiyi yormayacak hafif tempolu 30 dakikalık yürüyüşlere başlanabilir. Fakat her iki durumda da doktora danışılmalıdır. Sonuçta her doğum kişiye özeldir.

İlk 40 gün anne ve bebek için önemli bir süreçtir. İlk 40 gün hiçbir ağır iş yapılmamalı, eşle cinsel ilişkiye girilmemeli, lohusalık süreci sakin ve huzurlu atlatılmalıdır.

Anne ilk üç ay ağır sporlar yapmamalı. Hafif ve normal tempolu yürüyüşlerin yanında doktoruna danışarak yer hareketleri ve pilates gibi sporlar yapabilir.

Hamilelik kişileri bölgesel olarak yağlandırır. Bu yüzden emziren anne yürüyüşlerle yağ yakımının yanında yer hareketleri ile de bölgesel çalışmayı desteklemelidir.

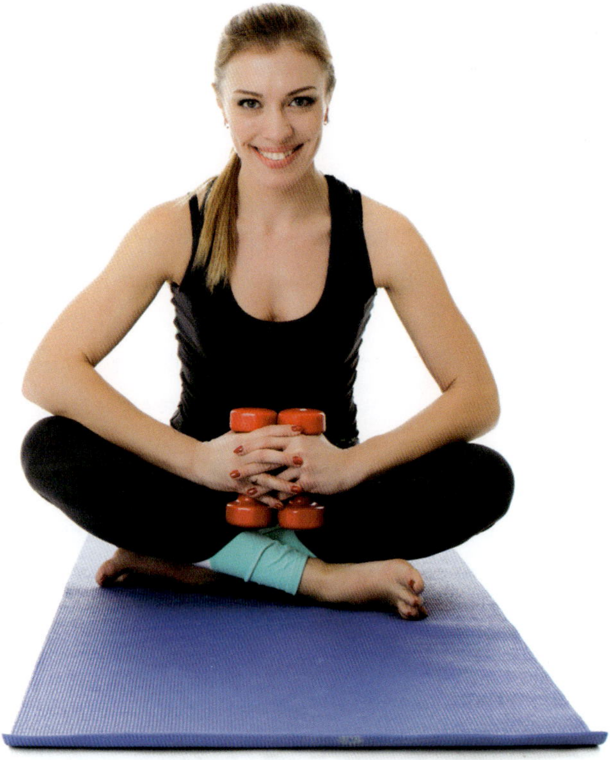

Anne Sütü Nasıl Saklanmalı?

Bazı durumlarda bebek ememez ya da emdiği halde annede daha fazla süt vardır. Böyle durumlarda süt sağılmalı ve sonraki zamanlar için saklanmalı. Peki anne sütü nasıl saklanmalı?

Anne Sütü Saklama Koşulları*

Sıcaklık	Saklama Süresi
Oda Sıcaklığı (19-26 °C)	3 Saat
Buzdolabı (<4 °C)	3 Gün
Dondurucuda (-18 °C)	3 Ay

Sütü makine ile sağın. Manuel (elle) makineler kullanmayın. Bu sütünüzü olumsuz etkiler. Elektrikli, güçlü makinelerle sütünüzü sağın. Süt saklamak için uygun olan paketlere sütü koyun. Sütü sağdığınız tarihi ve saati mutlaka not alın. Dolaptan çıkarırken ilk olarak ilk koyduğunuz sütü almayı ihmal etmeyin. Böylece sütleri bozulmadan rahatlıkla kullanabilirsiniz. Eğer sütü hemen verecekseniz oda sıcaklığında 3 saat tutabilirsiniz. Fakat hemen vermeyecekseniz, birkaç gün içinde verecekseniz buzdolabında 4 derecenin altında 3 gün süre ile saklayabilirsiniz. Sütünüzü daha sonra kullanmak istiyorsanız 3 ay süre ile dondurucu bölümünde -18 derecede saklayabilirsiniz.

---

* Belirtilen anne sütü saklama süreleri Sağlık Bakanlığı'nın 03.05.2012 tarihinde 5258 sayılı yazısında yayınladığı anne sütü saklama koşullarıdır.

Buzdolabından ya da dondurucudan çıkardığınız ve ılıttığınız sütü tekrar dondurucuya koyup dondurmayın. Kalanı buzdolabında 12-24 saat kadar saklayabilirsiniz fakat sonrasında çöpe atın ve tekrar kullanmayın. Sütleri küçük küçük saklamak daha akılcı bir çözüm olacaktır. Gerekirse çift poşet çıkartırsınız.

Süt donunca hacmi artar bu yüzden poşetlerin üst kısmından 3 cm kadar boş bırakın. Eğer sütünüzü ortak bir buzdolabında saklıyorsanız hem bebeğin ismini hem de kendi isminizi yazın.

Dondurucudan ya da buzdolabından çıkan sütü ılıtmadan bebeğe vermek yanlıştır. Çıkarılan süt ılık bir suya oturtulur ve ılıması beklenir. Süt kesinlikle kaynatılmaz.

Sütünüzün bozulup bozulmadığından emin değilseniz, bozulduğunu kokusundan anlayamayabilirsiniz. Bazı dönemler süt farklı kokabilir. Bunun en kolay yolu küçük bir miktar sütü kaynatıp kesilip kesilmediğine bakmaktır.

* *Süt saklamada kullanılan poşet ya da kapların BPA, BPS içermemesi, ayrıca anne sütü saklamak için özel üretim olması gerekir.*

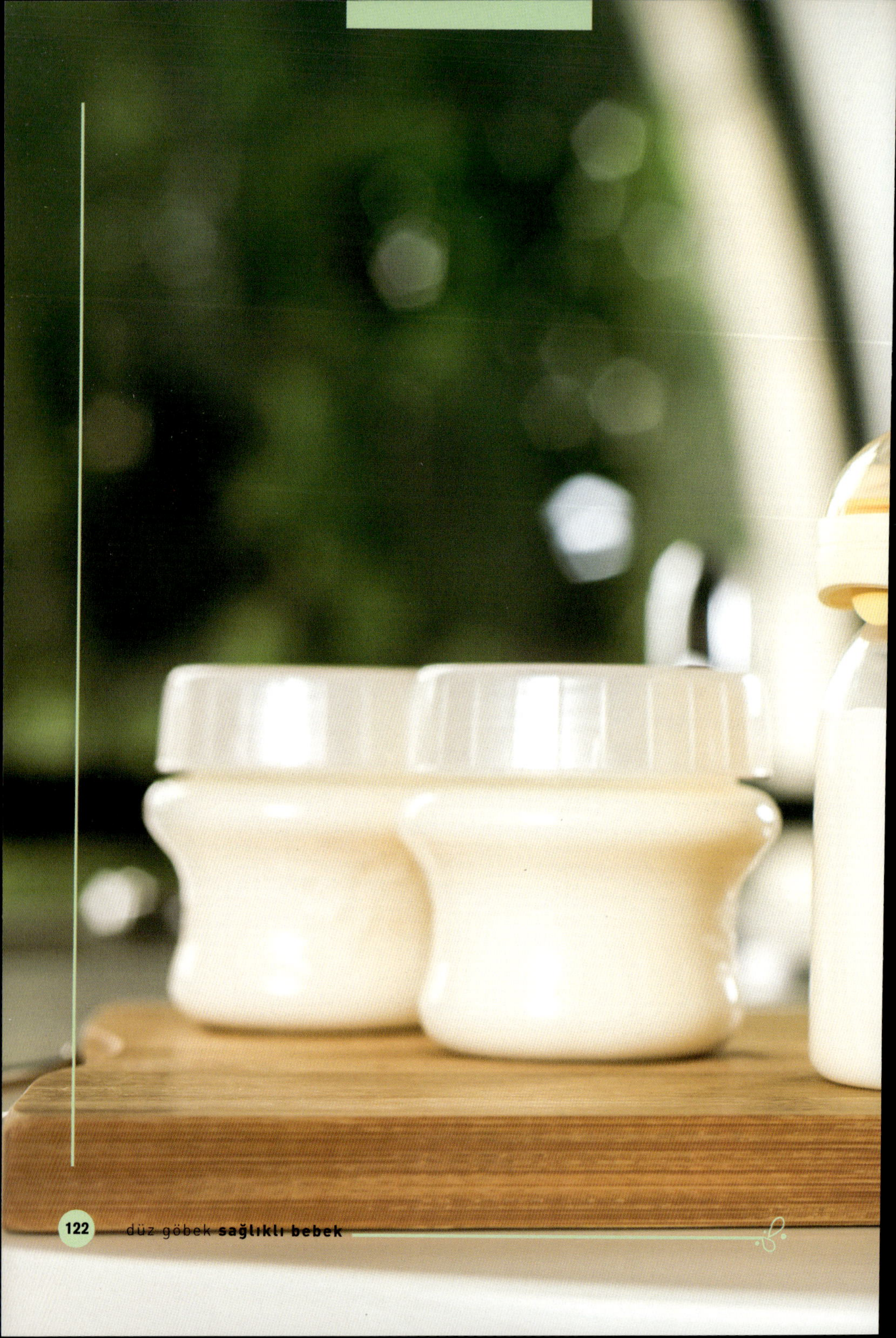

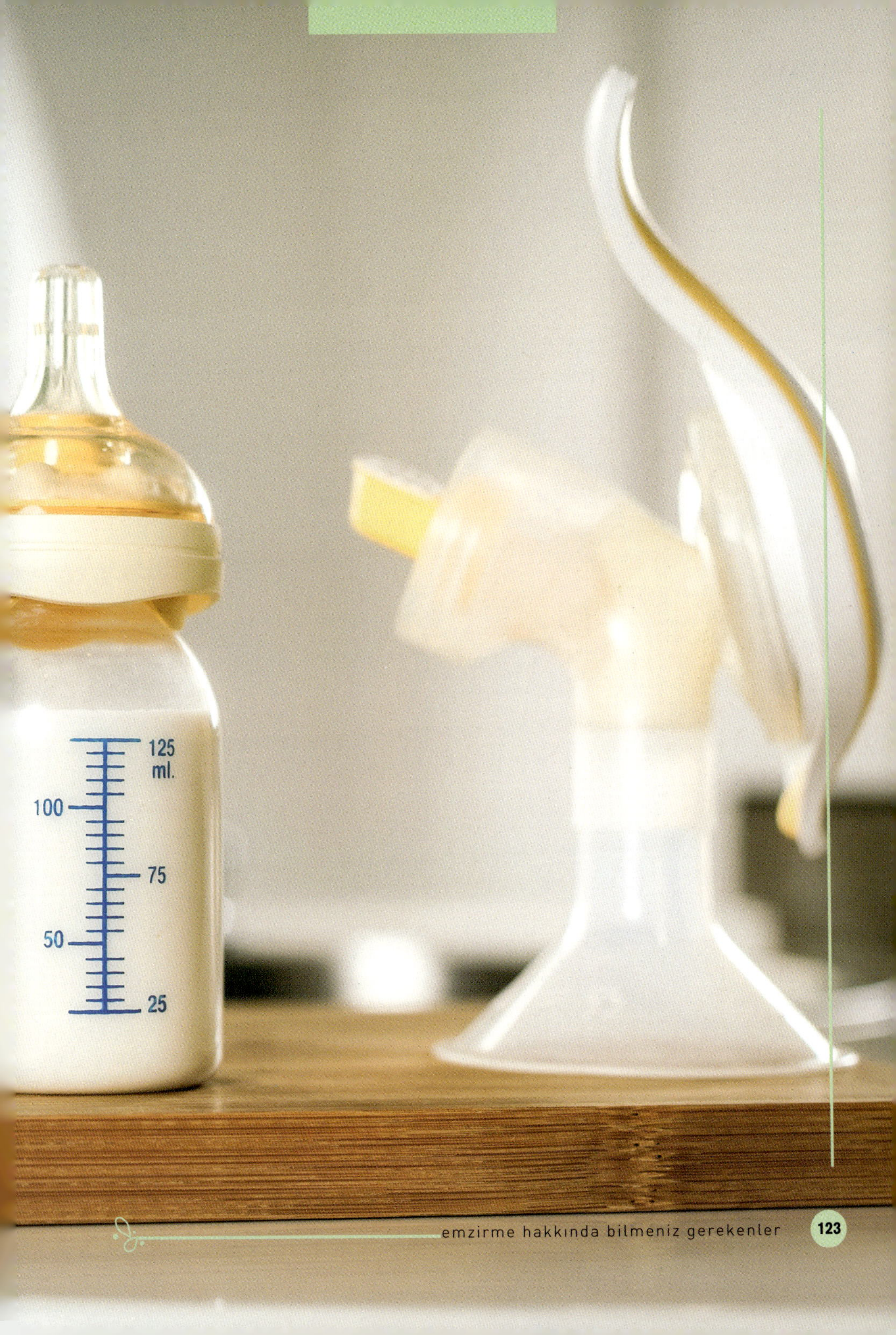
125
ml.
100
75
50
25

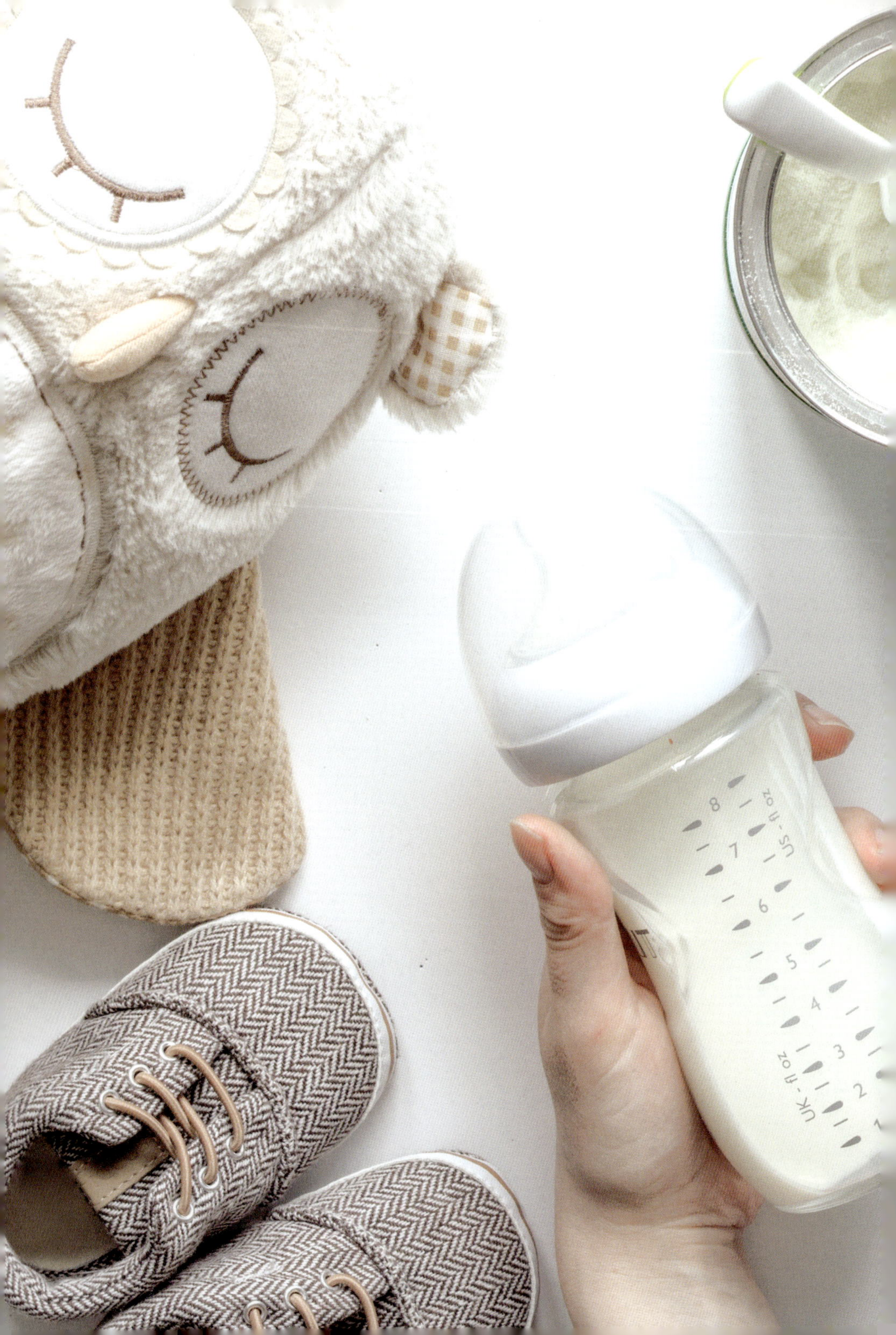
US - fl oz
UK - fl oz

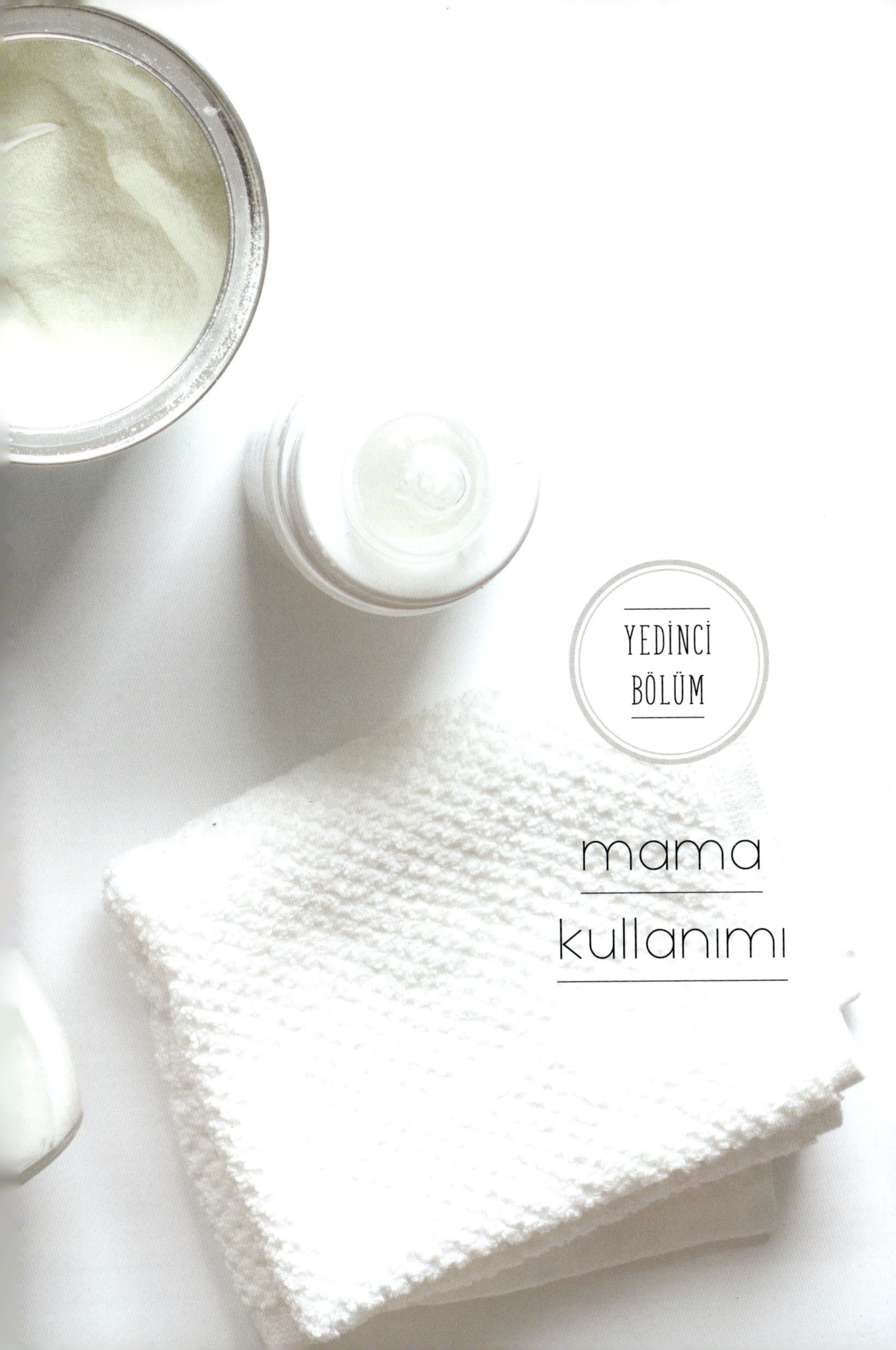

YEDİNCİ BÖLÜM

mama kullanımı

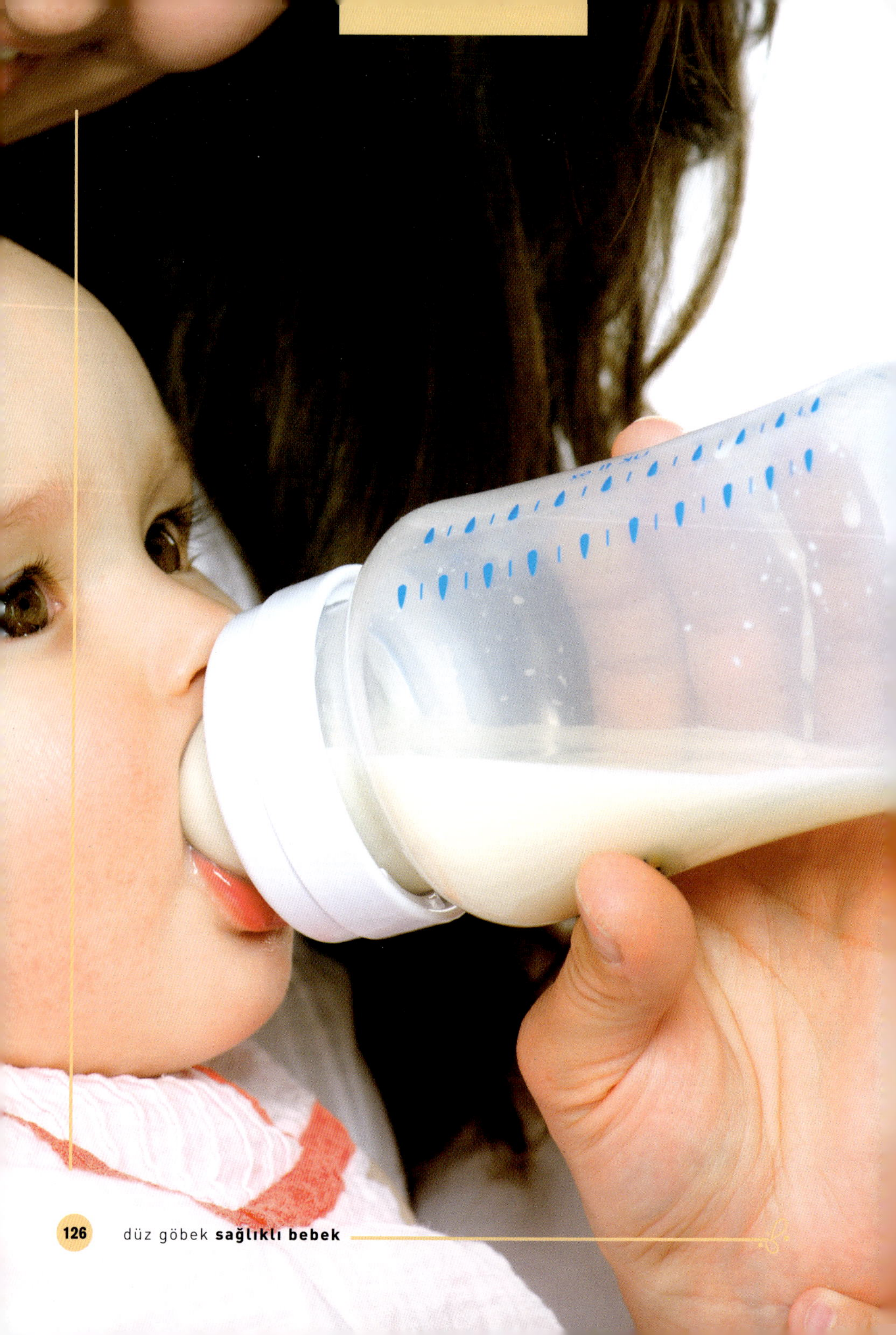

Mama Kullanılması Gereken Durumlar

Bazı durumlarda anne çok istemesine rağmen sütü yeterli değildir ya da bebeğin sağlık durumu emmeye müsait olamayabilir. Böyle durumlarda süt sağılmadıkça azalır ve tamamen bitebilir. Ya da bebeğin büyüme ve gelişmesine yeterli olmadığı için doktorun da önerisi ile tamamen ya da ek öğün olarak mamaya başlanabilir.

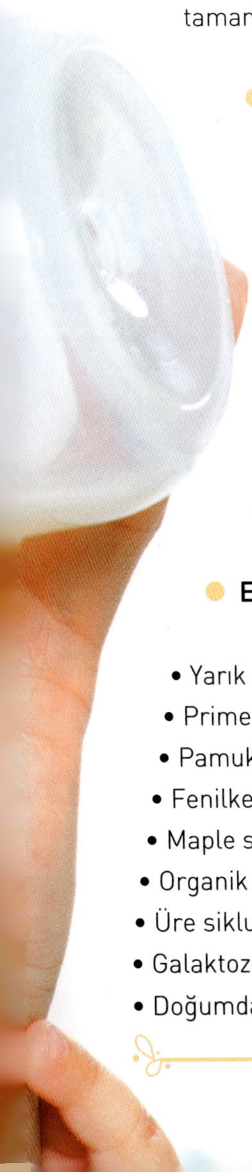

Emzirmeyi Engelleyen Anne Hastalıkları

- Meme apseleri
- Pulmoner tüberküloz
- AIDS
- Herpes simpleks
- Hepatit B
- Kabakulak
- Vajinal gonore
- Hiperprolaktinemi
- Toksemi

Emzirmeyi Engelleyen Bebek Hastalıkları

- Yarık damak-dudak
- Primer laktoz intoleransı
- Pamukçuk
- Fenilketonüri
- Maple syrup urine disease
- Organik asidemiler
- Üre siklus defektleri
- Galaktozemi
- Doğumda ağzında diş olan bebek

Bu tür durumlarda doktorla ortak karar alınarak bebek emzirilmez. Geçici hastalıklar için örneğin kabakulakta, süt sağılır ve sağılan süt çöpe atılır. Süt sağılarak süt üretimine devam edilir. Hastalık durumu atlatıldığında tekrar emzirmeye başlanabilir.

Yukarıda saydığımız durumlarda ya da herhangi bir sebeple annenin sütü hiç yok ya da yetersizse doktorun da önerisi ile mamaya başlanabilir. Zorunda kalmadıkça mama kullanılması gerekli bir şey değildir. Vücudunuzda her zaman bebeğinizin damak tadına uygun, vitamin ve mineral içeriği ona göre saatlik ayarlanan, ılıtıp soğutma derdinizin olmadığı, her zaman bebeğin ağzını yakmayacak ya da üşütmeyecek şekilde ayarlanmış, sadece ona özel bir besin var. Ve bu süt dünyanın en kaliteli besini. Ayrıca sonrasında alması da pek bir işe yaramayacak olan, o anda ihtiyacı olan bir besin ANNE SÜTÜ! Neden emzirilmesin? Neden mamalar anne sütünden daha iyilermiş gibi lanse edilsin ve biz sağlık çalışanları neden buna izin verelim? Kesinlikle zorunluluk durumlarında kullanılması gereken, çok da güzel olan mamalar hiçbir zaman anne sütünden daha iyi olmayacak. Eğer sütünüz varsa ve başka hiçbir problem yoksa, sütünüzü bebeğinizden esirgemeyin. Eğer sütünüz yoksa, bu sizin suçunuz değil. Mutlaka bu şekilde olması gerekiyordur. Buna inanın ve doktorunuzla beraber ideal mamaya karar verip kullanmaya başlayın.

Mamalar diğer bir adı ile Formülalar 6 grupta incelenir:

1. Prematüre Mamalar: Adı üstünde prematüre bebeklerin birçoğu ememez. Ya bebek çok küçüktür ya da annenin henüz sütü oluşmamıştır. Bu dönemde bebeği mama ile beslemek en doğru davranıştır. Anne bu süreçte sütü varsa sağmaya devam edip sütü dondurucuda saklamalı. Bebek anne sütü alabilecek duruma geldiğinde verilmelidir.

2 Adapte Mamalar: Normal doğum ağırlığındaki bebeklerin kullanabildiği mamalardır. Anne sütü örnek alınarak yapılmıştır. 5-6. aya kadar kullanılabilir. Bebek gereksinmeleri arttıkça mamalar değişmelidir. Mama seçilirken linoleik asit içermesi, karbonhidrat olarak sadece laktoz içermesi, bebeğin iyi tolere edebildiği, whey/kazein oranı 60/40 civarında olan bir mama tercih edilebilir. Buradaki en önemli nokta, bebeğin mamadan sonraki durumudur. Her mama her bebeğe iyi gelmeyebilir.

3 Yarı Adapte Mamalar: 3. ya da 4. aydan sonra başlanabilir. Duruma göre başlanan ay değişebilir. Adapte mamalara göre daha doyurucu mamalardır. Laktoza ek olarak sükroz ve maltodekstrin de kullanılmıştır. Obeziteye sebep olmadan çok iştahlı bebekleri uzun süre tok tutar.

4 Devam Mamaları: 6. aydan sonra ek gıdaya geçen bebeklerin kullanabileceği mamalardır. Whey/kazain oranı 20/80'dir. Elzem aminoasit içerikleri önemlidir.

5 Kaşık Mamaları: Hazır ek besin olarak nitelendirilebilir. Yapay renklendirici, aroma ve katkı maddesi içermemeli. Ek gıdada sadece bunlar kullanılmamalı, mümkünse annenin evde hazırladığı besinler kullanılmalıdır (6. aydan sonra başlanmalıdır ancak içeriğine göre 7, 8 ve 9. ay şeklinde değişebilir).

6 Terapatik Mamalar: Çocuk hastalıklarında doktor gözetiminde özel olarak kullanılır.

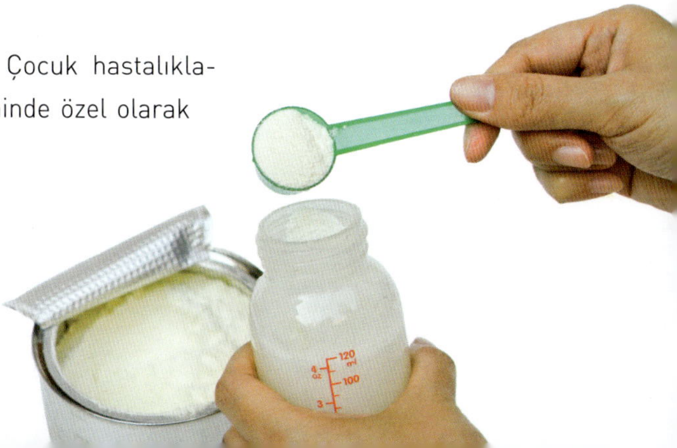

Kız Çocuklarda Boy ve Kilo Cetveli

KİLO			YAŞ	BOY		
Alt Sınır	Ortalama	Üst Sınır		Alt Sınır	Ortalama	Üst Sınır
	3.3		Doğum		50.0	64.5
4.0	5.4	7.0	3 Ay	54.0	58.5	78.3
5.4	7.4	9.2	6 Ay	58.0	64.5	75.5
6.4	8.6	10.3	9 Ay	61.5	69.5	80.0
7.1	9.9	12.1	1 yaş	64.5	73.0	84.5
7.7	10.4	13.0	1 yaş 3 ay	68.0	76.5	82.5
8.3	11.0	13.7	1 yaş 6 ay	71.0	79.5	92.0
8.7	11.6	14.4	1 yaş 9 ay	73.5	83.0	93.0
9.2	12.2	15.1	2 yaş	76.5	85.5	97.5
9.5	12.7	15.7	2 yaş 3 ay	79.0	88.5	100.0
9.9	13.1	16.3	2 yaş 6 ay	81.5	90.5	107.0
10.2	13.5	16.9	2 yaş 9 ay	83.5	92.5	104.5
10.6	14.0	17.5	3 yaş	85.5	95.0	106.5
10.9	14.4	18.3	3 yaş 3 ay	87.0	96.5	104.5
11.2	15.0	19.0	3 yaş 6 ay	89.0	98.5	110.0
11.4	15.5	19.8	3 yaş 9 ay	90.5	100.0	112.0
11.6	16.0	20.6	4 yaş	92.0	102.0	115.0
12.0	17.1	22.0	4 yaş 6 ay	94.7	105.0	118.5
12.6	18.2	23.8	5 yaş	97.5	108.0	120.5
13.2	19.2	25.2	5 yaş 6 ay	100.5	111.0	125.0
13.7	20.2	26.5	6 yaş	103.0	114.0	125.0
14.4	21.3	28.3	6 yaş 6 ay	105.5	117.0	131.0
15.3	22.5	30.0	7 yaş	108.0	120.0	134.0
16.2	23.8	31.8	7 yaş 6 ay	112.0	122.5	137.0
17.3	25.4	34.0	8 yaş	115.0	125.5	140.0
18.6	27.4	36.5	8 yaş 6 ay	117.0	128.0	143.0
20.0	29.4	39.0	9 yaş	120.5	130.5	146.0
21.6	31.7	42.0	9 yaş 6 ay	123.0	133.5	149.0
22.0	34.0	45.0	10 yaş	125.5	137.0	153.0
24.8	37.0	49.3	10 yaş 6 ay	129.5	141.0	157.0
26.5	40.0	53.5	11 yaş	133.5	145.0	161.0
29.3	42.4	56.6	11 yaş 6 ay	137.0	149.0	165.0
30.4	44.8	59.2	12 yaş	140.5	152.5	167.0
32.5	46.8	61.5	12 yaş 6 ay	143.0	154.5	165.0
34.6	48.8	63.3	13 yaş	144.5	156.0	170.0
36.5	50.5	65.0	13 yaş 6 ay	146.0	157.5	170.0
38	51.8	66.3	14 yaş	147.5	158.5	170.0
39.3	52.5	67.5	14 yaş 6 ay	148.0	159.0	171.0
40.3	53.0	68.4	15 yaş	148.5	159.5	171.0
41.0	54.4	69.2	15 yaş 6 ay	148.5	159.6	171.0
41.8	55.0	70.0	16 yaş	148.5	159.0	171.0
42.5	55.5	70.5	16 yaş 6 ay	148.5	160.0	171.0
43.0	56.0	71.0	17 yaş	148.5	160.0	171.0
43.5	56.4	71.5	17 yaş 6 ay	148.5	160.0	171.0
44.0	56.6		18 yaş	148.5	160.0	171.0

Erkek Çocuklarda Boy ve Kilo Cetveli

KİLO			YAŞ	BOY		
Alt Sınır	Ortalama	Üst Sınır		Alt Sınır	Ortalama	Üst Sınır
2.8	3.4	4.0	Doğum	47.0	50.0	52.0
4.1	5.9	7.5	3 Ay	54.5	60.5	66.0
5.6	7.8	9.7	6 Ay	59.5	66.5	72.5
6.5	9.0	11.3	9 Ay	64.0	71.0	77.5
7.4	10.0	12.5	1 yaş	68.0	74.7	82.5
8.1	10.8	13.5	1 yaş 3 ay	71.5	78.0	86.5
8.6	11.5	13.8	1 yaş 6 ay	75.0	81.5	89.5
9.1	12.1	15.0	1 yaş 9 ay	77.0	84.0	92.5
9.5	12.7	15.7	2 yaş	79.5	86.5	93.0
9.9	13.1	16.3	2 yaş 3 ay	81.5	89.0	97.5
10.3	13.5	17.0	2 yaş 6 ay	83.5	91.0	100.0
10.7	14.1	17.7	2 yaş 9 ay	85.3	93.5	102.5
11.1	14.6	18.3	3 yaş	86.7	95.3	105.0
11.4	15.1	18.9	3 yaş 3 ay	88.3	97.4	107.3
11.7	15.6	19.6	3 yaş 6 ay	89.7	99.0	109.5
12.0	16.2	20.8	3 yaş 9 ay	91.0	101.0	111.5
12.3	16.7	21.2	4 yaş	92.5	102.5	114.0
12.7	17.7	22.6	4 yaş 6 ay	95.5	106.4	118.0
13.4	18.7	24.0	5 yaş	98.0	109.5	121.5
14.1	19.7	25.6	5 yaş 6 ay	101.3	113.0	125.0
14.8	20.0	26.8	6 yaş	104.0	116.0	127.5
15.6	22.0	28.4	6 yaş 6 ay	106.7	119.0	130.5
16.4	23.2	30.1	7 yaş	109.5	121.5	133.5
17.3	24.7	31.9	7 yaş 6 ay	112.3	124.0	136.5
18.1	26.1	33.8	8 yaş	115.0	127.0	139.5
19.0	27.8	36.1	8 yaş 6 ay	117.5	129.5	142.5
20.0	29.5	38.6	9 yaş	120.0	132.0	145.5
21.0	31.6	41.8	9 yaş 6 ay	122.5	135.0	148.0
22.0	33.7	45.7	10 yaş	125.0	137.5	151.5
22.9	36.1	49.5	10 yaş 6 ay	127.5	140.6	153.0
24.1	38.5	52.8	11 yaş	130.0	143.5	158.0
25.4	40.8	56.5	11 yaş 6 ay	132.5	146.5	161.5
26.7	43.1	60.1	12 yaş	135.0	150.0	165.0
28.3	45.6	64.0	12 yaş 6 ay	137.5	153.0	163.5
30.0	48.0	67.5	13 yaş	140.5	156.0	171.5
32.0	50.4	70.4	13 yaş 6 ay	143.0	159.0	175.0
34.2	52.8	72.8	14 yaş	146.5	162.0	178.5
36.8	55.6	75.5	14 yaş 6 ay	149.0	165.0	181.0
39.5	58.3	76.0	15 yaş	152.5	168.0	182.5
42.1	60.9	76.5	15 yaş 6 ay	155.5	170.5	184.0
44.9	63.3	80.8	16 yaş	158.0	172.5	185.0
47.4	65.0	82.0	16 yaş 6 ay	160.0	173.5	185.0
48.4	66.2	82.7	17 yaş	162.0	173.5	185.5
50.4	66.7	83.0	17 yaş 6 ay	162.0	173.5	185.5
50.7	67.0	83.3	18 yaş	162.0	173.5	185.5

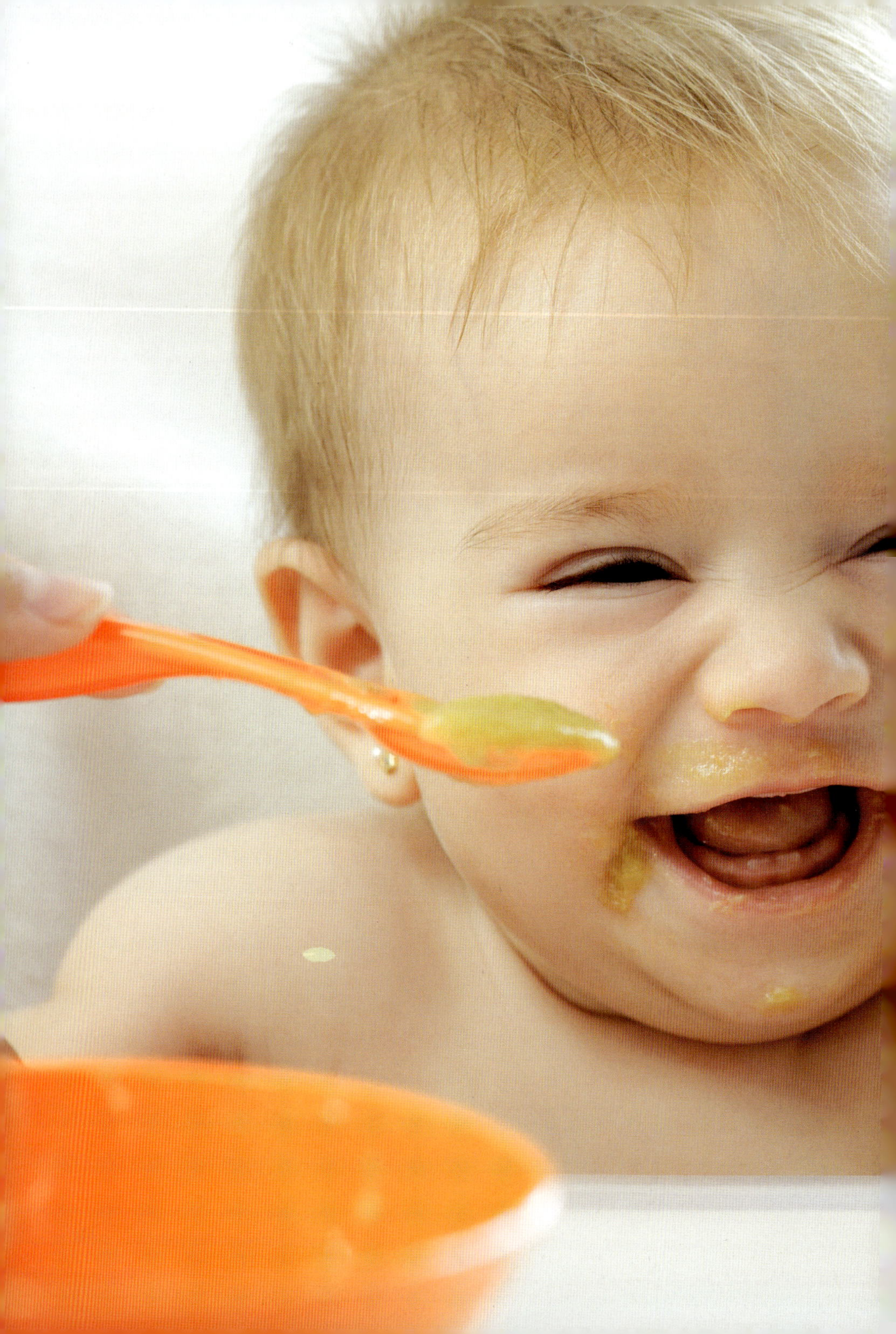

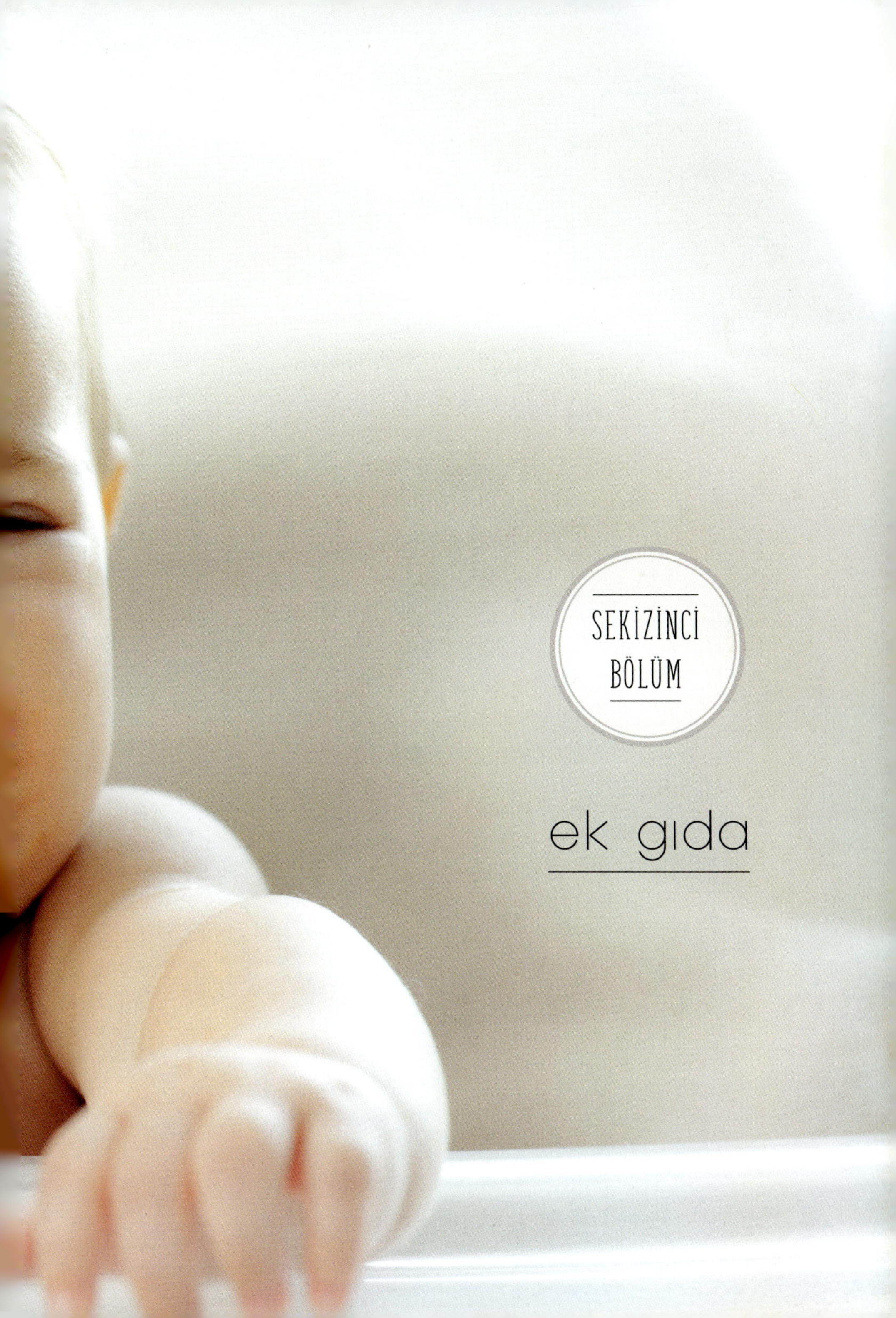

SEKİZİNCİ BÖLÜM

ek gıda

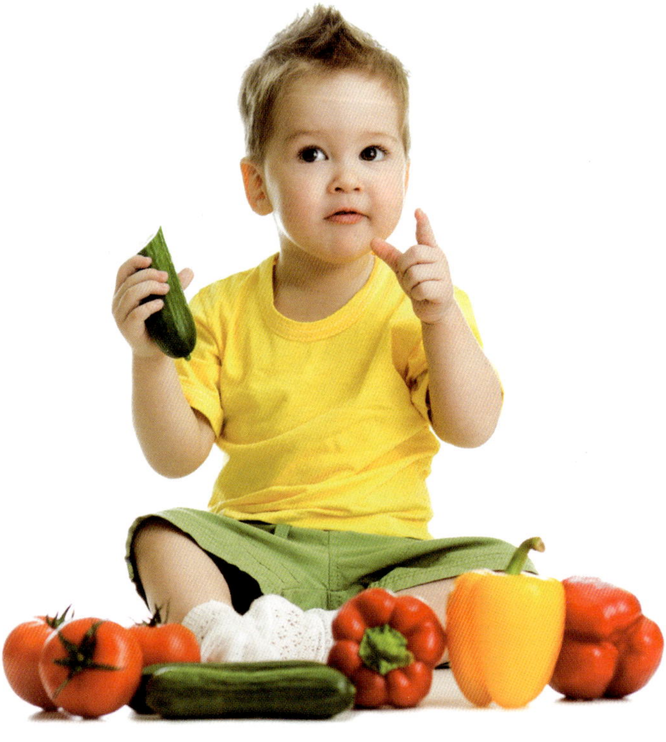

Ek Gıdaya Geçiş Süreci

6. ayın dolması ile yavaş yavaş ek gıdaya geçiş süreci başlar. Bazı durumlarda 4. aydan sonra ek gıdaya başlandığı doktor gözetiminde görülse de, bu uygulama için en doğru zaman, bebeğin hazır olduğu zamanı beklemektir.

Ek gıdaya erken başlandığında bebek anne sütünden yeterli verimi alamaz. Ayrıca henüz hazır olmayan savunmasız bebek vücudu daha kolay şekilde ishal gibi pek çok hastalıklara davetiye çıkarabilir. En doğru uygulama, doktora danışılarak zamanında ek gıdaya başlamaktır.

Bunun yanında, geç erken gıdaya geçiş bebeğin büyüme ve gelişmesinde duraksamaya, yetersiz beslenmesine ve bebekte çiğneme-yutma gibi işlevlerin yapılamamasına neden olabilir.

6 aylık ek gıdaya yeni başlayan bir bebek için 12 aya kadar hâlâ en önemli besin kaynağı anne sütüdür. Zamanla bu 24 aya kadar azalır ve sonucunda sütten kesme işlemi gerçekleşir. 6 aylık bir bebeğe ek gıda verilirken çok küçük, örneğin toplamda 1 çay kaşığı kadar tek bir gıda ile başlanmalı ve aynı gıda 3 gün boyunca bu miktarlarda biraz daha artırılarak verilmelidir. Bebek toksa yeni gıdayı reddedebilir. Bu yüzden ara öğünde ya da emzirmeden hemen önce ek gıdadan 1-2 çay kaşığı kadar verilebilir. 3 gün kuralı çok önemlidir. Bebeğe alerji yapan besinler bu 3 gün bekleme kuralı ile rahatlıkla tespit edilebilir.

- Bebek verdiğiniz besini reddediyorsa ya da kustuysa zorlamayıp birkaç gün ara verip tekrar deneyebilirsiniz.
- Başlangıçta aynı gün içinde birden fazla farklı ek gıda verilmez. Tek bir gıda 3 gün boyunca ufak miktarlarda verilir. 3 gün sonunda farklı bir gıdaya geçilebilir.
- Yiyecekleri blendırdan geçirmek doğru bir davranış değildir. İlk verilen yiyecek dahil hafif pütürlü fakat oldukça yumuşak olmalıdır.
- Bebeklerde doldurulan ay söylenir. 6. ay itibari ile demek 6. ayın dolması anlamına gelir.

Ay Ay Ek Gıda Rehberi

6-12 Ay Ek Gıda Rehberi

6. ay verilebilecek ek gıdalar listesi

- **Ev yoğurdu:** Evde yapılan ev yoğurdu. İster inek ister keçi sütü kullanılarak yapılabilir. Her gün taze mayalamaya gerek yoktur. Ekşi olmaması daha uygundur.

- **Meyve püreleri:** Blendırdan geçmemeli, hafifçe cam rendede rendelenmiş olabilir. İlk olarak ek gıdaya alerjik olmayan meyvelerle başlanmalı, tropikal meyveler bir yaş ve sonrası verilmelidir. Ek gıdaya en uygun başlama meyvesi elma olarak bilinir. Kivi, çilek gibi alerjik meyveler 1 yaş sonrası verilmelidir. Portakal gibi meyveler yine en az 8-9 aydan sonra, duruma göre 1 yaş sonrası verilmelidir.

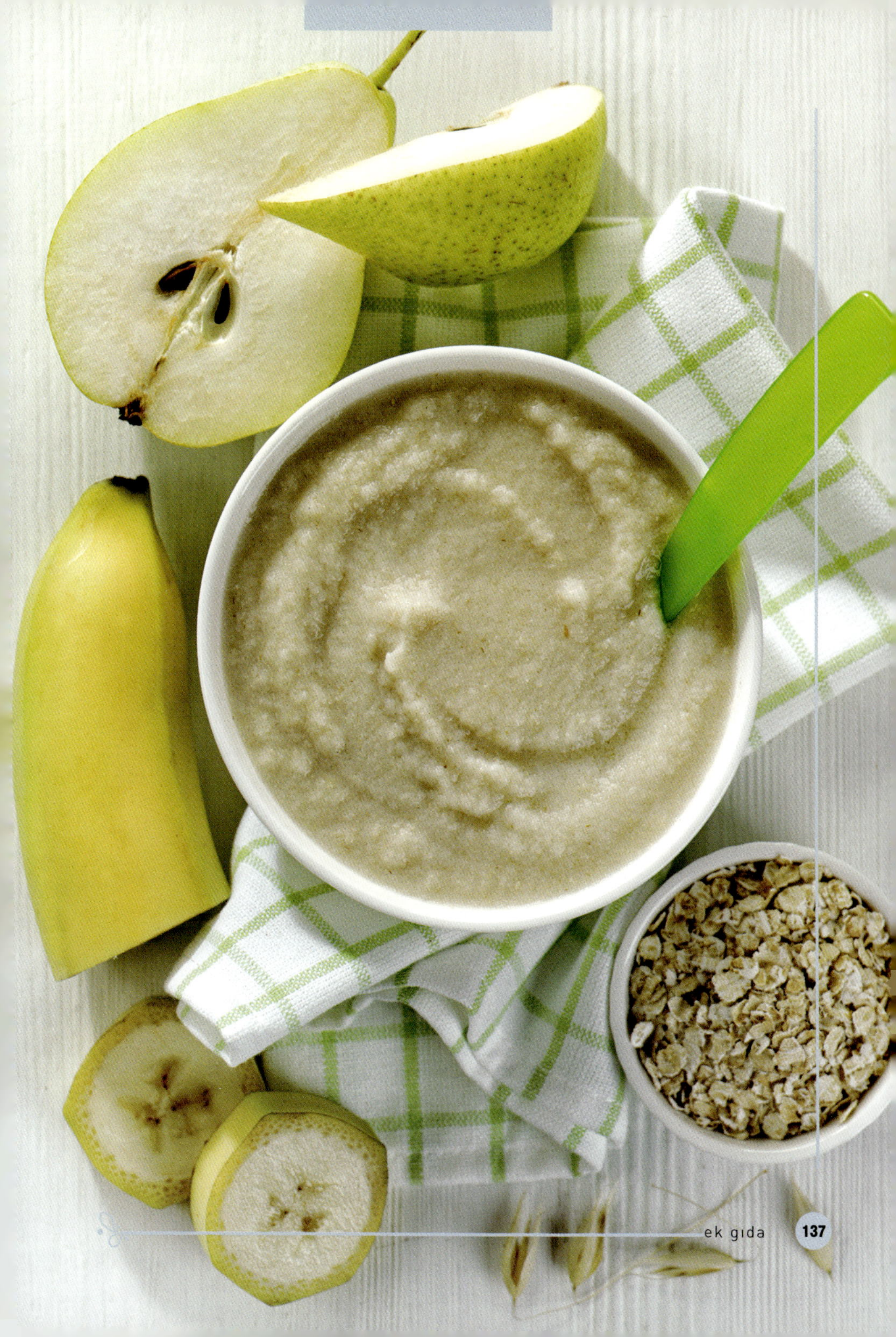

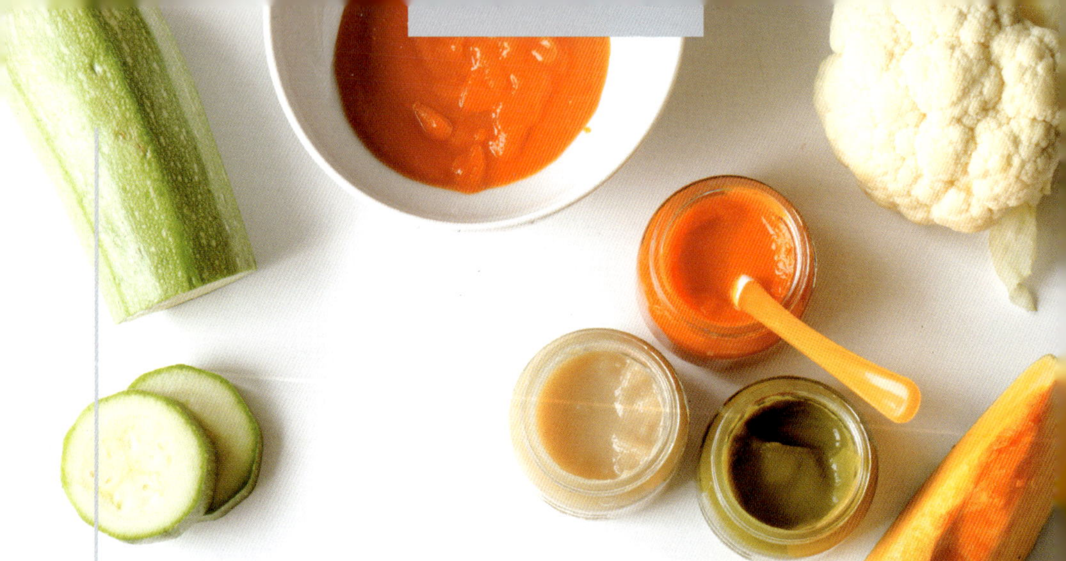

• **Sebze püreleri:** Az suda haşlanıp sebze püre şeklinde verilebilir. Yine mevsimine göre, bebeği az rahatsız edecek sebzeler tek başına kullanılmalıdır. Havuç püresi buna iyi bir örnek olabilir.

7. ay verilebilecek ek gıdalar listesi

- 6. ayda verilebilenler

- **Yumurta sarısı:** Yumurta tam haşlanmalı, çiğ bırakılmamalıdır. Fakat yumurtada aşırı pişirme sonucu oluşmuş yeşilimsi halka olan yumurtalar bebeğe verilmemelidir. Yumurta sarısına yarım çay kaşığı ile başlanır. Yavaş yavaş miktar artırılarak bir tam sarıya kadar çıkabilir.

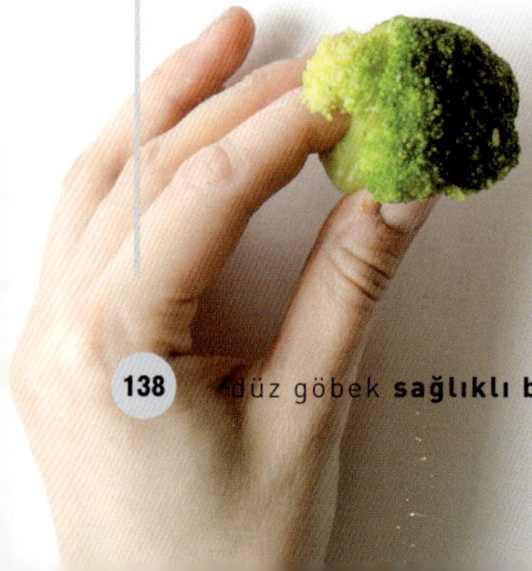

- **Sebze çorbaları:** 6. ay itibari ile denediğiniz ve alerjik reaksiyon olmayan tüm mevsim sebzelerinden uyumlu tatlar çıkararak bebeğiniz için sebze çorbaları yapabilirsiniz.

- **Tahıllar:** Tam buğday ekmeği, çavdar ekmeği, pirinç ve pirinç unu gibi gıdalara başlanabilir. Ekmek içi yemeklerle beraber ya da kahvaltılarda verilebilir. Pirinç unundan muhallebi yapılabilir.

8. ay verilebilecek ek gıdalar listesi

- 6. ve 7. ayda verilebilenler

- **Peynirler:** Tuzsuz ve yumuşak olması önemlidir. Labne peyniri ya da ev yapımı lor peyniri güzel örneklerdendir.

- **Kuru baklagiller:** Kuru fasulye, nohut, mercimek gibi gıdaların çorbaları ya da ezmeleri.

- **Tarhana, mercimek çorbası ve unlu çorbalar:** Ev yapımı tüm çorbalar olur. Blendırdan geçirilmemeli, taneler ezilerek verilmelidir.

- **Kıymalı sebze yemekleri ve çorbalar:** Kıymalar minik minik olmalı, blendırdan geçirilmemelidir.

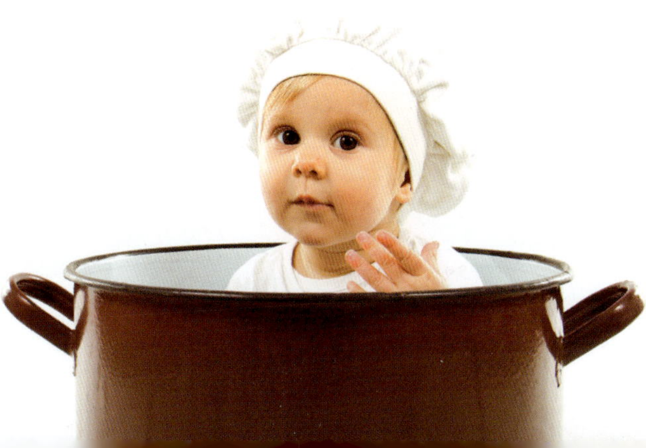

9. ay verilebilecek ek gıdalar listesi

- 6., 7. ve 8. ayda verilebilenler

- **Etler:** Etler çok yumuşak olmalıdır. Küçük parçalar halinde tüketilebilir. Yine et ve kemik suları çorbalara eklenebilir.

- **Ev yemekleri:** Tuzsuz ve baharatsız olarak hafif ezerek evde pişen tüm yemekleri bebek sizinle beraber öğünlerde tüketebilir.

10. ay verilebilecek ek gıdalar listesi

- 6., 7., 8. ve 9. ayda verilebilenler

- **Tam yumurta:** Doktorların ayrı düştüğü bir konu olduğu için kişisel davranmak ve doktora danışarak başlamak önemlidir. Yumurta sarısına 7. ay civarı başlanır. Beyazı alerjik olduğu için 10. ay ve sonrası ya da 12. ay ve sonrası başlanabilir.

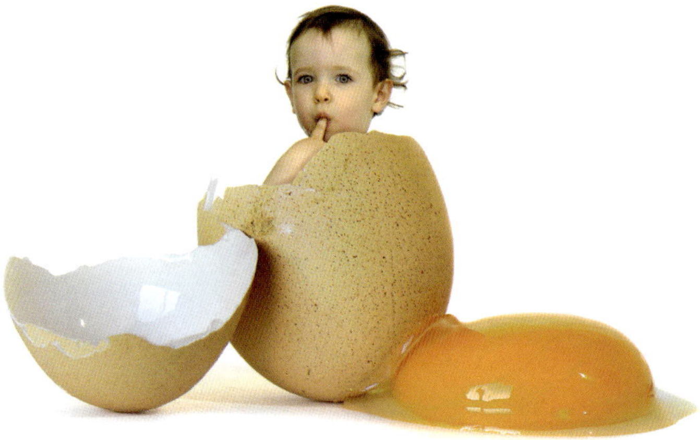

- **Balık:** Yine 10. ay ve sonrası başlayanlar ile 12 ay ve sonrası başlayan doktorlar vardır. Bebeğin gelişimi ve alerjik reaksiyonları başlamada önem taşır.

Önemli!

- **Ispanak:** Ayrı şekilde ıspanağı yazmamın nedeni, bekleme ile nitrit oranı artar. Bir öğün için yapılıp sonrasında bebeğe tekrar verilmemelidir.

- **Domates:** Alerjik olabileceği için ilk başlanan besinlerden olmamalıdır. 8 ve 9. ay gibi bebeğin gelişimine bağlı olarak yavaş yavaş besinlere eklenmelidir.

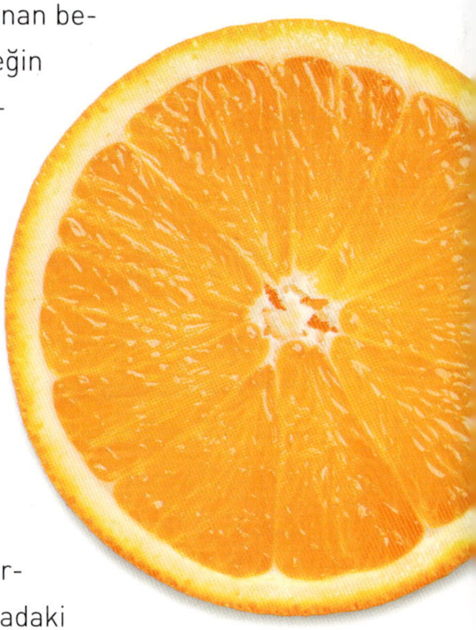

- **Portakal:** Bebekte hem gaz yapabilir hem de alerjik reaksiyonlara neden olabileceği gibi yaz aylarında pişiği de tetikleyebilir.

- Yumurtanın sarısının üzerine 1-2 damla limon eklenmesi ya da yumurtanın yanında C vitamini kaynağı olarak az miktarda portakal verilmesi önemlidir. Yumurtadaki non-hem formundaki demiri vücudun emebilmesi zordur. C vitamini kaynağı ile demirin emilebilmesi sağlanır.

BLW Nedir?

Baby Led Weaning'in kısaltması olan BLW, son yılların en popüler kısaltmalarından biridir. Peki nedir bu BLW?

Kısacası bebeğin kendi kendini beslemesi olarak adlandırabiliriz. Aslında birçok doktorun ve uzmanın ya da bilinçli annenin eskiden beri uyguladığı bir yöntem. Kendimden örnek verecek olursam, annem bana hiçbir zaman blendırdan geçirerek hiçbir yiyecek vermemiş. Ya da o gereksiz bulamaç kahvaltılarından bir kez bile yedirmedi, ne bana ne de kardeşime. O yüzden bu yöntem çok farklı, çok yeni ve uzaydan gelme gibi lanse edilse de aslında birçok bilinçli annenin eskiden beri uyguladığı bir yöntem. Gelelim yönteme.

6. ayını tamamlamış, dik oturabilen ve ek gıdaya hazır olan bebeklerin önüne fırında, buhar makinesinde ya da suda haşlayarak hafif yumuşatılmış besinleri kendi yemesini sağlamak. Zaten bebeğin 6. ayında yiyeceği besinler sadece meyve-sebze püreleri ve yoğurt olduğu için bu yöntem de aynı şekilde ek gıdaya geçişteki ilkeleri esas alarak ilerliyor. 3 gün kuralı mutlaka uygulanıyor. Yine kuruyemişler de diğer yöntemdeki gibi dövülerek çok minik hale getirilip bir şeylerin içinde veriliyor. Yani burada yapılan şey, bebeğin önüne yiyecekleri koyup kendi kendini beslemesini sağlamak. Ve karışımlar yapmamak. Buralarda hemfikir olduğum yöntemi sadece çok kafanıza takmamanız ve bunun için stres yapmamanız taraftarıyım. Örneğin hijyeninden emin olmadığınız ortak kullanılan bebe sandalyelerinde BLW yöntemi uygulanmaya devam edilmesi ne kadar sağlıklı? Kâr zarar ilişkileri tartışma konusu.

Merak ettiğiniz konu, 2 yaşındaki oğlumu BLW yöntemi ile nasıl beslediğim mi?

İlk olarak hiçbir zaman blendır yapmadığımı söyleyebilirim. Sadece 8. ya da 9. ay gibi başladığımız cevizi küçük küçük doğramak için kullanıldı. Bunun haricinde tüm gıdaları pütürlü tüketti. Cam rende bu konuda işinize yarayacaktır. Bebek henüz çok küçük olduğu için önünde parçaları sürekli öğürebiliyor ama cam rendeden geçen meyveler daha rahat tüketiliyor. Bunun haricinde süreç yavaş yavaş çorap söküğü gibi geliyor zaten. Bebeklerin çiğneyerek yeme serüveni o kadar da zor bir şey değil. Gözünüzde büyütmeyin ama her öğürmede de blendıra gitmeyin, yoksa sonunuz otellerde blendırla gezen annelere döner. 4 yaşında hâlâ bir pirinç tanesini bile yutamayan çocuklar gördüğüm için blendırı düşmanınız olarak ilan edebilirim.

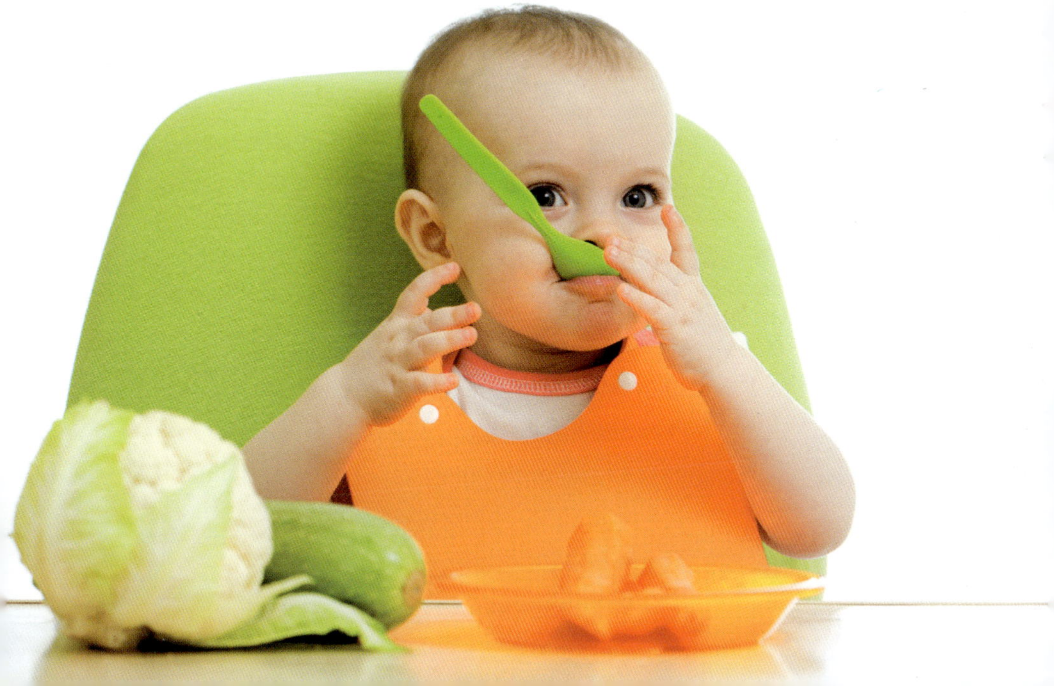

Miraç tam bir BLW çocuğu diyemem. Besleyen kişi arttıkça, sizin olaya olan hâkimiyetiniz ve herkesin ben biliyorumları ile olaylar farklı bir boyut alabiliyor. Burada yine dikkat etmeniz gereken şey bakan kişi anneanne, babaanne ya da bakıcı teyzelere sıkı sıkı blendırlanmayacak ve yiyecekler karıştırılmayacak tembihi. Onun harici her akşam sonraki gün için yarım saat kadar düşünmek yeterli olacaktır. Çünkü Miraç yaklaşık 8 aylıkken et, pilav, ekmek gibi her şeyi hem eli ile yiyebiliyor hem de rahatlıkla yutabiliyordu. Fakat biz çok dışarda da yemek yediğimiz için, dışarıda ortak kullanılan mama sandalyelerinde asla bebeğin kendini beslemesine izin vermedim. Sonuçta hem hijyenik bir yol izledim hem de bebek her besini tanıyıp yiyebiliyor durumda. Bunların yanında demek istediğim en önemli noktalardan biri, ev yapımı labne, ev yapımı o bu... gibi sizin yapacak vaktinizin olmadığı fakat diğer annelerin kendi anneliklerinin daha iyi olduğunu size ispatlarcasına her şeyi ev yapımı yaptıkları gerçeklerine kendi ve bebeğinizin ruh sağlığı için kulak tıkamanız. Çünkü kendinizi mutsuz ve yetersiz bir anne hissettiğinizde bebeğiniz de bu durumdan etkilenecek ve iki kat daha mutsuz olacaktır. Unutmamanız gereken şey, siz iyi bir annesiniz ve bebeğinizi en güzel şekilde yetiştirmeye ve beslemeye çalışıyorsunuz. Bunların devamındaki abartılı tarifleri bırakın gitsin. Ekmeğinizi kendiniz yapamıyor olabilirsiniz, önemli değil. Bebeğinizi mutlulukla kucaklayın, bu yeterli.

1 Yaş Öncesi Yasak Besinler

Bebeğinize 1 yaşından önce vermemeniz gereken gıdaları aşağıda sıraladım. Lütfen bu konuda hassas olun. Büyüklerinizin ya da çevrenizdekilerin bu aşağıdaki saydığım besinleri kendi bebeklerine bir yaşından önce vermiş olmaları ve onların bebeklerine hiçbir şey olmamış olmasını iddia etmeleri bilimsel gerçekliği yansıtmadığı gibi, her bebeğin özel olduğu ve bu gıdaların bir yaş öncesi yasaklanma sebeplerinin uzun çalışmalar sonucu ortaya çıktığını unutmayalım.

- Bal (Clostridium botulinum sporlarını içermesi sebebi ile)
- Tuz (böbrek hasarı, solüt yük)
- Şeker (metabolik rahatsızlıklar)
- İnek sütü (anemi ve birçok hastalık)
- Yumurta beyazı (alerjik, bazı durumlarda 10 ay sonrası verilir)
- Çilek (alerjik)
- Kivi (alerjik)
- Yerfıstığı (alerjik)
- Deniz ürünleri (alerjik ve ağır metaller içerebilir)
- Balık (bazı durumlarda alerjik, bazı durumlarda 10 ay sonrası verilir)
- Salam, sosis vs. (nitrit, nitrat içeriği)
- Salamura besinler (fazla tuz içeriği, böbrek hasarı)
- Tatlandırıcı içeren ürünler (yetersiz bilimsel çalışma, metabolik rahatsızlıklar)
- Kafein içeren içecekler (kafein içeriği, anemi)
- Sakatatlar (mikroorganizma üremesi için kolay alan)
- Bitki çayları ve çay (kafein içeriği, yeterli bilimsel çalışma yok, karaciğer ve böbreklerde hasar)
- Bakla (çiğ hali favizme neden olabilir)
- Kuruyemişler (alerjik, 8 ay itibari ile başlandığı da olabiliyor)

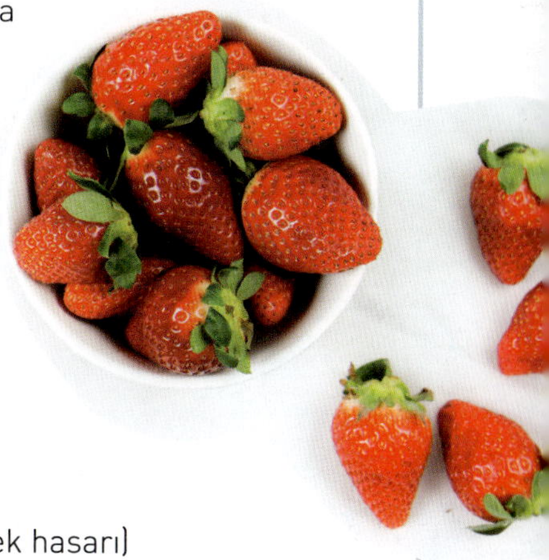

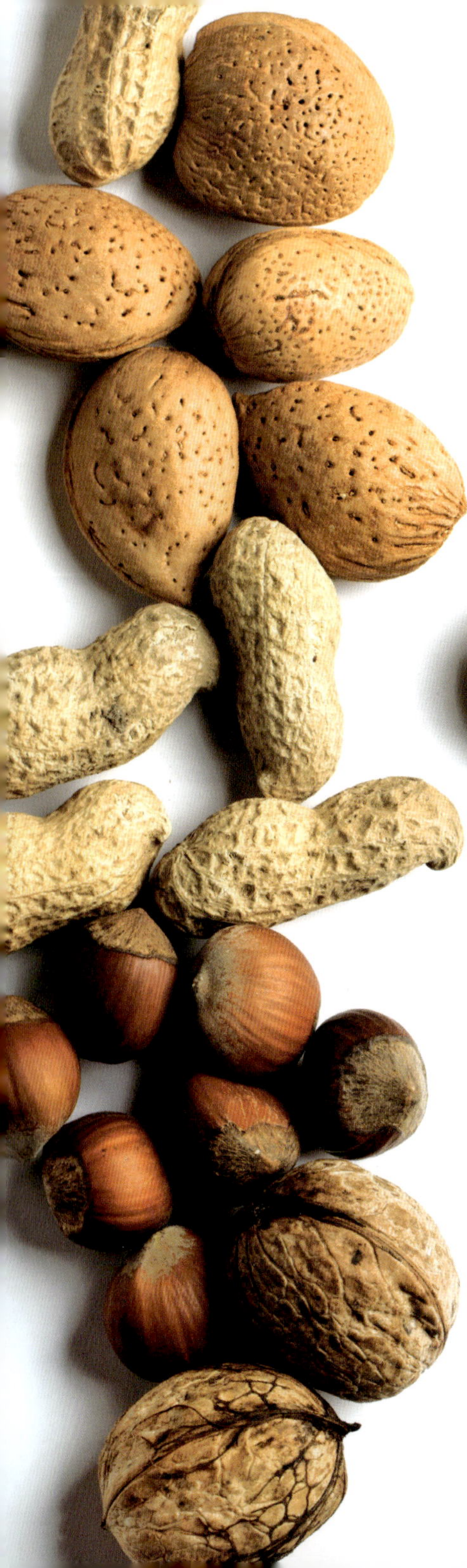

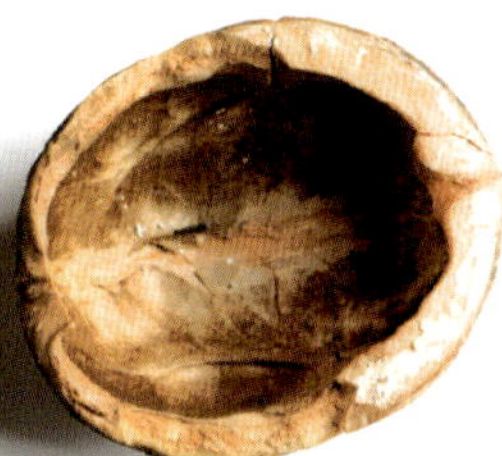

Bu sayılan besinlerin birçoğu alerji yapma riski çok yüksek yiyeceklerdir. Bu yüzden bir yaşına kadar bu gıdalar verilmez. Bir yaşından sonra başlanırken yine 3 gün kuralına uyarak az miktarda başlanmalıdır. Kesinlikle hepsi aynı anda verilmemelidir. Ayrıca yine kafein içeren içecekler; salam, sosis gibi yiyecekler bir yaştan sonra da başlanmamalıdır.

Notlar

* Bazı doktorlar bir yaş öncesi kuruyemişleri tamamen yasaklarken, bazı doktorlar 7. ya da 8. ay itibari ile iyi çekilmiş ve yeni hasat kuruyemişlerin kullanılabileceğini söylemektedir. Bu konuda ayrışmalar olduğu ve kişisel bir durum söz konusu olduğu için (bazı bebekler alerjiye daha yatkın olabiliyor) doktorunuzun dediğini yapmanız önemlidir. Bazı durumlarda 36 aydan önce başlanmaması gerekebilir.
* Balık da yine tartışmalı bir konudur. Kişisel özelliklere göre 8. aydan sonra başlanabileceği gibi 1 yaşı, bazı durumlarda 36 ayı bile beklemek mümkündür.
* Yumurta beyazını 10. aydan sonra başlatan doktorlar da vardır.

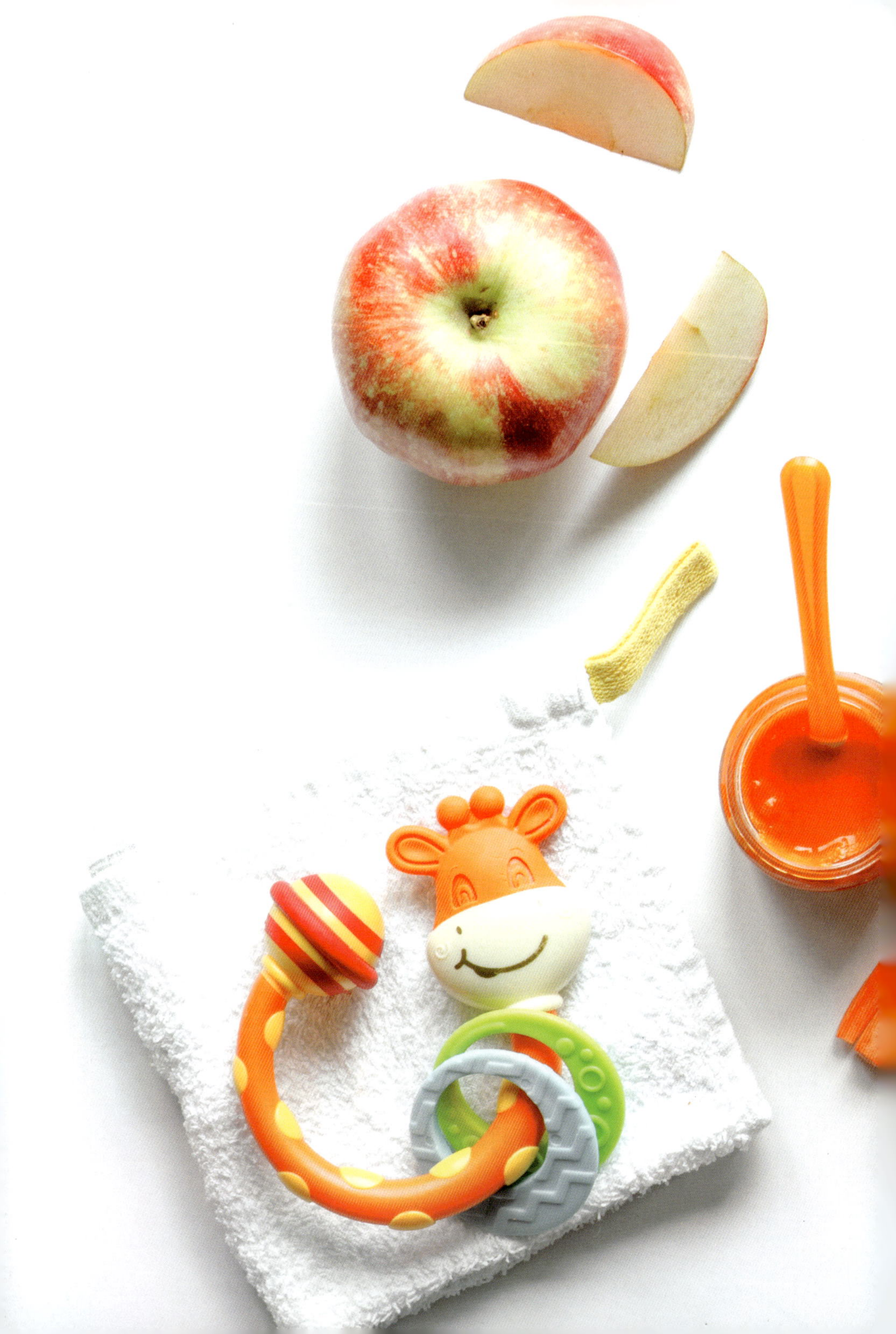

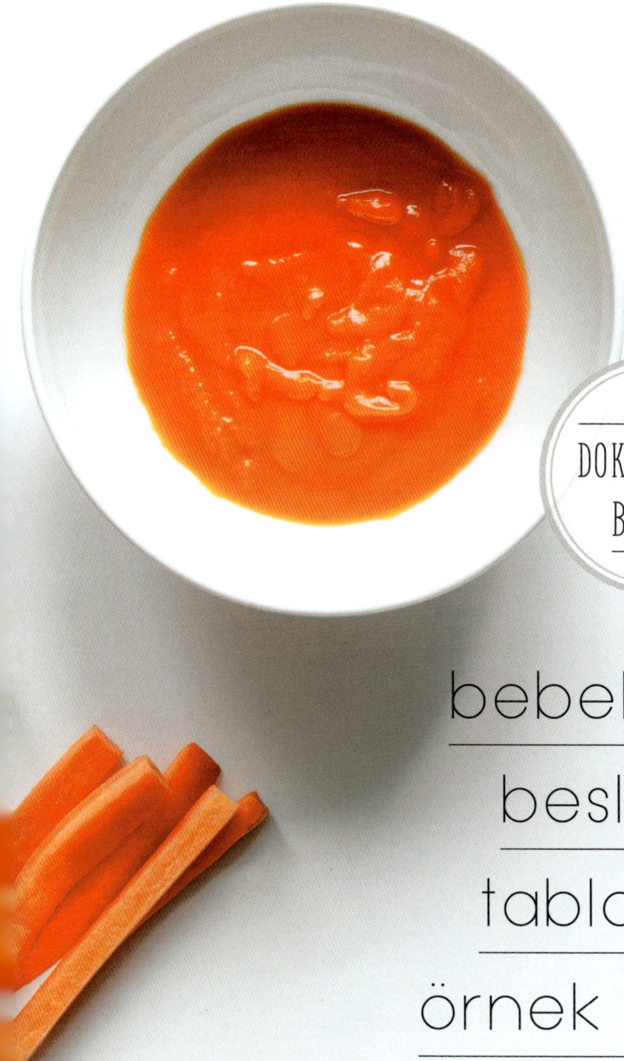

DOKUZUNCU BÖLÜM

bebekler için beslenme tabloları ve örnek mönüler

6-8 Ay Beslenme Tablosu

En önemli gıda anne sütü ya da mamadır. Özellikle 6 aylık bir bebeğe ek gıda sadece tatması için verilir, doyması için değil. 3 gün kuralına uyarak 6. ayda bebeği besinlerle tanıştırmak önemlidir.

Bebek yaklaşık 6 porsiyon anne sütü alımına devam etmelidir. Katı gıdalar anne sütü ya da mama alımını olumsuz etkilememelidir. 1/2 su bardağı kadar meyve püresi, 1/2 su bardağı kadar sebze püresi ya da çorbası, 3-4 kaşık kadar muhallebi, 1 dilim tam tahıllı ekmek içi, 1-2 çay kaşığı kadar yumurta sarısı tüketebilir. Burada bebeği kesinlikle zorlamamak gerekir. Her bebek farklıdır. Bebeğin başlangıçta yemeği 1/2 çay kaşığı kadar bile tüketmesi normaldir. 6. ayda bebek ek gıdaya ev yapımı ekşi olmayan yoğurt ile başlayabilir. Meyve ya da sebze püreleri ile başlanabilir. Püreler kesinlikle pekmez, bal ya da şekerle tatlandırılmamalıdır. Bebeğe verilen emzik şekere, bala, reçele veya pekmeze batırılmamalıdır.

Örnek Gün

kahvaltı	Anne sütü
ara	Pütürlü meyve püresi ya da yumuşatılmış meyve
öğle yemeği	Anne sütü
ara	Pütürlü sebze püresi ya da haşlanmış-buharda pişirilip yumuşatılmış sebze
ara	Anne sütü
akşam yemeği	Anne sütü
ara	Anne sütü
ara	Anne sütü
gece boyu	Anne sütü

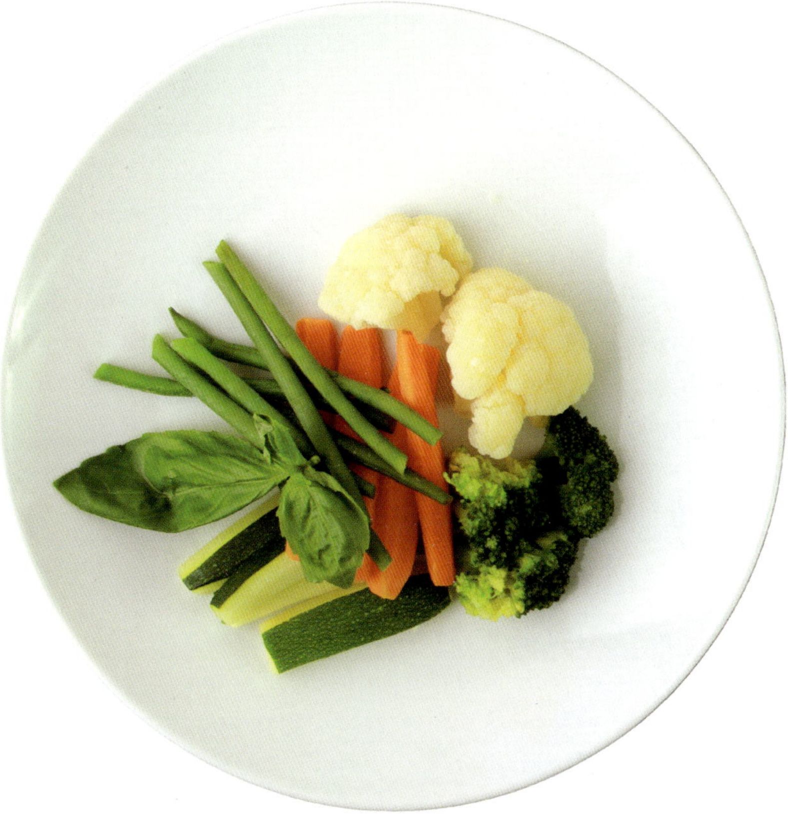

* Bu liste her bebeğe göre değişebilir. Çok sık emen bebekler olduğu gibi, daha geniş aralıkta beslenmeyi seven bebekler de olabilir. Bu sadece ek gıdaya geçme aşamasında nerelere ek gıda ekleyebilirsiniz örneğini gösterir.

8-12 Ay Beslenme Tablosu

Hâlâ bebek için en önemli besin anne sütü ya da mamadır. Fakat artık bebek diğer besinleri de yemek istemeli ve dişleri olmasa da çiğnemeli ve yutmalıdır. Bebek 10. aydan itibaren güzel bir kahvaltı yapabilir. Anne sütü çok önemlidir fakat bebek artık rahatlıkla köfteyi, pilavı çiğneyip (dişi olmasa bile) yutabilir. Pütürlü püreleri tamamen bırakıp meyve ve sebzeleri yumuşatıp önüne koyabilirsiniz; başlangıçta sadece oyun malzemesi olarak kullansa da, siz sabırlı davranırsanız yavaş yavaş yemeye başlayacaktır. Bazı doktorlar için 10, bazıları için 12. ayın dolması ile beraber yumurtanın tamamından sebzeli omlet yapılabilir. Kuru baklagillere başlanır. Çorbalar kuru baklagillerle hem lezzetlendirilebilir hem de besin değeri artırılır. Bebek mutlaka aile ile sofraya oturmalı ve ailenin bir bireyi olarak sofrada yemek yemelidir.

** Bu liste her bebeğe göre değişebilir. Çok sık emen bebekler olduğu gibi, daha geniş aralıkta beslenmeyi seven bebekler de olabilir. Bu sadece ek gıdaya geçme aşamasında nerelere ek gıda ekleyebilirsiniz örneğini gösterir. Bebeğinizin daha az ya da daha fazla yemesi yanlış beslendiğini göstermeyebilir. Bebeğin gelişim tablosu burada öne çıkar. Anne sütü yazan yerler mama kullananlar için mama ile değişebilir. Mama ölçüleri burada önem kazanır.*

ÖRNEK GÜN

ara	Anne sütü
kahvaltı	Yumurta sarısı + 1 tatlı kaşığı labne + az yağ ile yapılmış omlet
ara	Anne sütü
öğle yemeği	Sebze çorbası 1 dilim tam çavdar ekmeği içi
ara	Anne sütü
ara	1 küçük kâse yoğurt 1/4 elma
akşam yemeği	1 köfte
ara	Anne sütü
gece boyu	Anne sütü

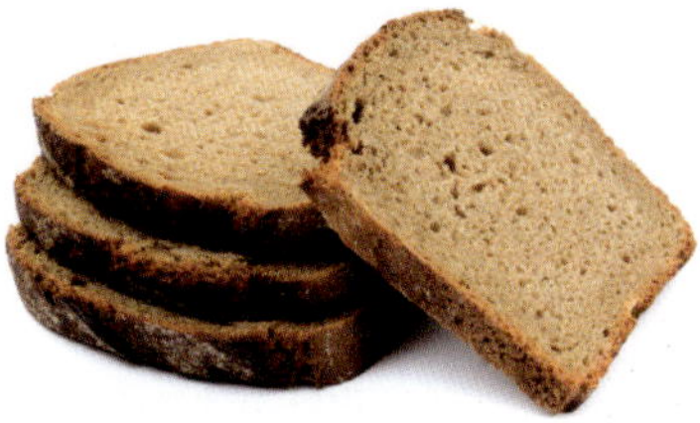

12-18 Ay Beslenme Tablosu

Bebek için hâlâ en önemli besin anne sütü ya da mamadır. Fakat bebek artık tüm yiyecekleri biliyor olmalı. Yumurtanın, peynirin, brokolinin tatlarını ayrı ayrı bilmelidir. Bu ileriki yaşlar için çok önemlidir. Artık normal bir büyük insan gibi kahvaltı, öğle yemeği ve akşam yemeği olarak 3 ana öğünü yemeklerle yapabilir. Aralarda küçük parmak besinleri kendi tüketebilir. Parmak besin bebeğin elinde tutabileceği yumuşak fakat elinde de dağılmayacak kıvamdaki yiyeceklerdir. Artık bebek rahatlıkla tüm yiyecekleri çiğneyerek yutabilir. Kuruyemişler hâlâ ezerek verilmelidir.

* *Bu liste her bebeğe göre değişebilir. Çok sık emen bebekler olduğu gibi, daha geniş aralıkta beslenmeyi seven bebekler de olabilir. Bu sadece ek gıdaya geçme aşamasında nerelere ek gıda ekleyebilirsiniz örneğini gösterir. Bebeğinizin daha az ya da daha fazla yemesi yanlış beslendiğini göstermeyebilir. Bebeğin gelişim tablosu burada öne çıkar. Anne sütü yazan yerler mama kullananlar için mama ile değişebilir. Mama ölçüleri burada önem kazanır.*

ÖRNEK GÜN

ara	Anne sütü
kahvaltı	1/2 haşlanmış yumurta 1/2 parça beyaz peynir 1/2 parça tam tahıllı ekmek 1/2 salatalık
ara	Meyve Peşinden anne sütü
öğle yemeği	1 küçük kâse atom çorba 1 küçük kâse yoğurt
ara	Anne sütü
akşam yemeği	Etli mevsim türlüsü 2 yemek kaşığı bulgur pilavı
ara	Anne sütü
gece boyu	Anne sütü

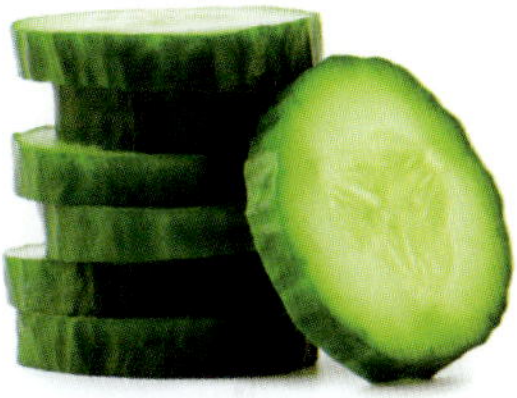

18-24 Ay Beslenme Tablosu

Bebek anne sütü almaya devam etse de artık önem kazanan taraf öğünleri yeme düzenidir. Bebeğin tüm besinleri yiyebiliyor olması gerekir. Sürekli çorba vermek yanlış bir davranıştır. Bebek mutlaka bir günde et, kıyma, tavuk ya da balık gibi protein kaynaklarından almalıdır. Bebek için protein çok önemlidir. Zayıf bebeklerde çorbalar çok sıvı yapılmamalı, küçük mide kapasitesi kalorisi düşük sıvılar ile doldurulmamalıdır.

* *Bu liste her bebeğe göre değişebilir. Çok sık emen bebekler olduğu gibi, daha geniş aralıkta beslenmeyi seven bebekler de olabilir. Bu sadece ek gıdaya geçme aşamasında nerelere ek gıda ekleyebilirsiniz örneğini gösterir. Bebeğinizin daha az ya da daha fazla yemesi yanlış beslendiğini göstermeyebilir. Bebeğin gelişim tablosu burada öne çıkar. Anne sütü yazan yerler mama kullananlar için mama ile değişebilir. Mama ölçüleri burada önem kazanır.*

* *Bazı otoriteler 6. ay itibari ile bebeğin gece beslenmesinin kesilmesi yönündedir. Eğer bebek anne sütü alıyorsa ve gelişimi normal aralıkta ise, anneyi zorlamıyorsa gece beslenmesine 6 aydan sonra da devam edilebilir. Bunun yanında mama alan bebekler için en geç 12 aydan sonra gece beslenmesi (gece uykudan uyanıp mama yemesi) kesilmesi daha uygundur. Fakat yine burada bebeğin gelişim eğrileri, yani gelişim tablosu önem kazanır. Doktorunuz ile beraber bu kararı vermeniz daha uygundur.*

Örnek Gün

kahvaltı

3 yemek kaşığı yumurtalı menemen

3 tane çekirdeği çıkarılmış zeytin

1 tatlı kaşığı labne peyniri

1/2 dilim tam tahıllı ekmek

ara

Anne sütü

öğle yemeği

Kıymalı lahana yemeği

1 küçük kâse yoğurt

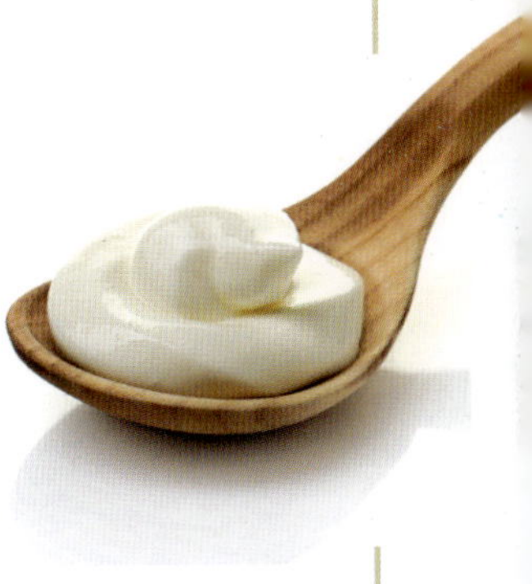

ara

Ev keki

Süt

akşam yemeği

2 köfte kadar kılçıksız balık

3-4 kaşık patates salatası

ara

Anne sütü

gece boyu

Anne sütü

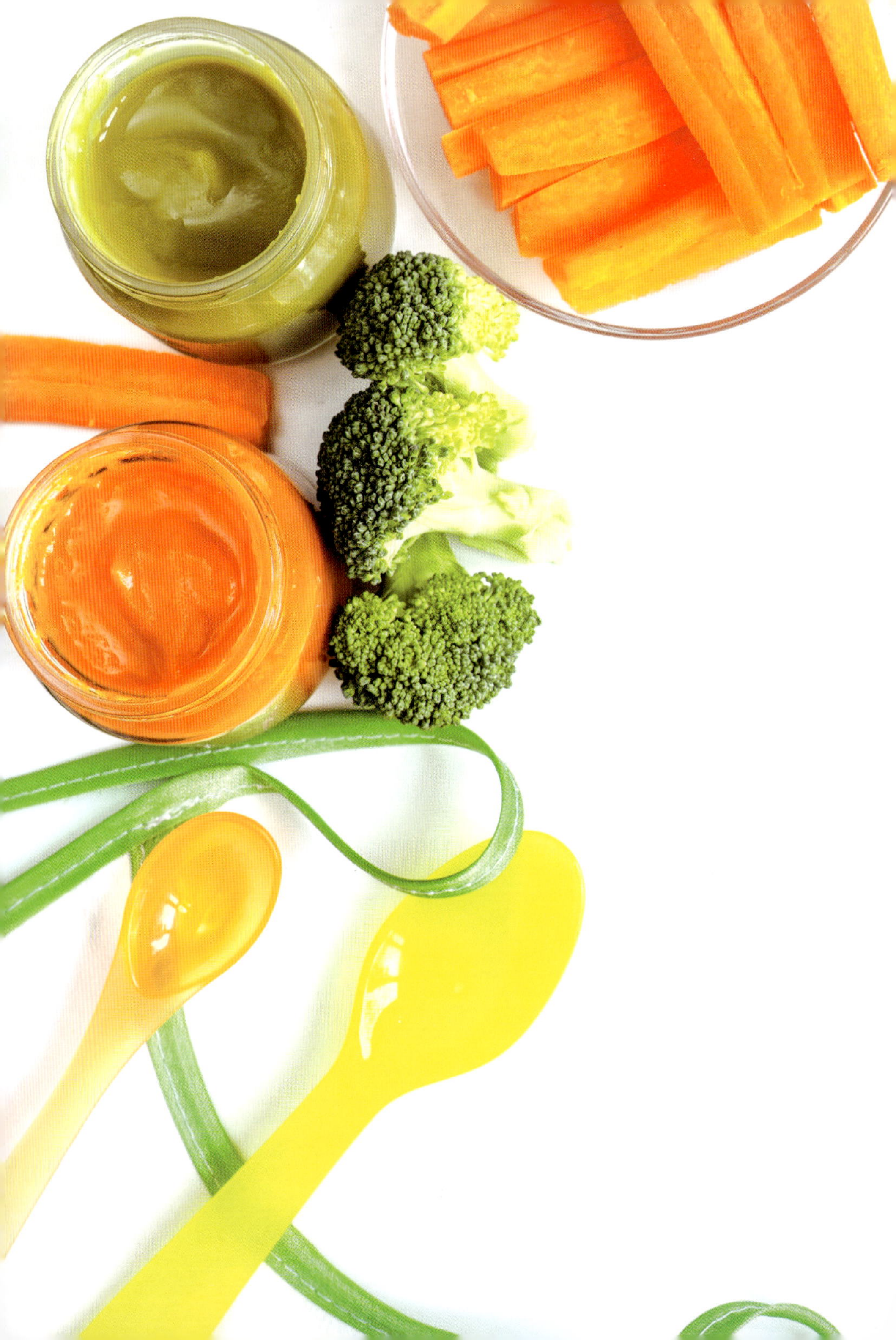

ONUNCU BÖLÜM

bebekler için 10 harika tarif

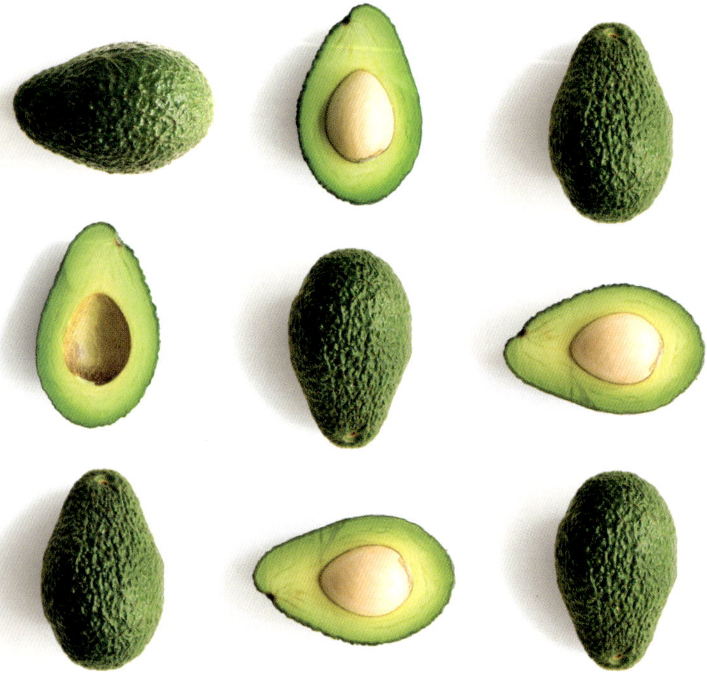

1. Avokadolu Sabah

malzemeler

- 1/4 olgun avakado
- 3 tam ceviz (çekilmiş)
- 1 yemek kaşığı labne peyniri
- 1 tatlı kaşığı zeytinyağı
- 1 dilim tam buğday ya da çavdar ekmeği
- 1-2 damla limon

tarif

Tüm malzemeleri karıştırıp ekmeğin üzerine sürün.
Minik lokmalar halinde bebeğinize verin ya da kendi kendine yemesini teşvik etmek için minik parçalar halinde bebeğinizin önüne koyun.

faydaları

Bebeğin günlük omega-3, omega-6 ve omega-9 ihtiyaçlarının bir kısmını karşılar. Bebeğin kabızlığına iyi gelir. Kalsiyum yönünden de zengin bir öğündür. Bunların yanında tek bir öğünde hem karbonhidrat, hem yağ hem de protein vererek bebeğin büyüme ve gelişmesinde yardımcı, kaliteli bir kahvaltıdır.

İstenirse ara öğün olarak da kullanılabilir. Fazla yapıp salatalarınızda harika bir sos olarak kullanabilirsiniz.

2. Besleyici Krep

malzemeler

- 1 yumurta
- 30 g beyaz peynir
- 4 çorba kaşığı tam buğday unu
- 1 tatlı kaşığı buğday rüşeymi

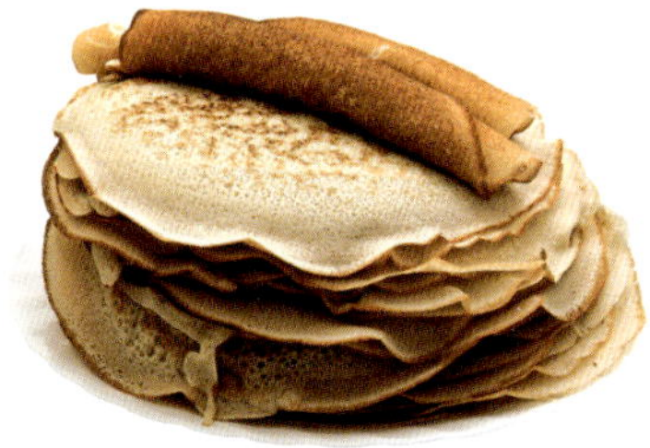

tarif

Tüm malzemeyi bir kapta karıştırıp çırpın. Az yağlı tavada küçük küçük pişirin. Üst üste koyup bebeğinizin ilgisini çekebilirsiniz veya beraberce küçük zeytin taneleri ile gözler, peynir ile ağız yaparak süsleyebilir ve bu sayede kendi kendine yemesini sağlayabilirsiniz.

Peynirle ya da pekmez ve tahinle tüketilebilir.

faydaları

Bebekler ve çocuklar hızlı büyür ve gelişirler. Bu büyüme sürecinde vücutları karbonhidratlara fazlaca ihtiyaç duyar. Bebeğinizin karbonhidrat ihtiyacını kaliteli karbonhidrat gruplarından karşılarken, B vitaminleri alımını da buğday rüşeymi ile destekleyen bir kahvaltıdır. Bunun yanında peynir içeriği ile bebeğin kemik gelişiminde yardımcı olur. Her kahvaltının olmazsa olmazı yumurtayı farklı bir yolla vererek yumurtadan sıkılan bebeğin yumurtayı özlemesi sağlanabilir.

3. Miraç Kahvaltısı

malzemeler

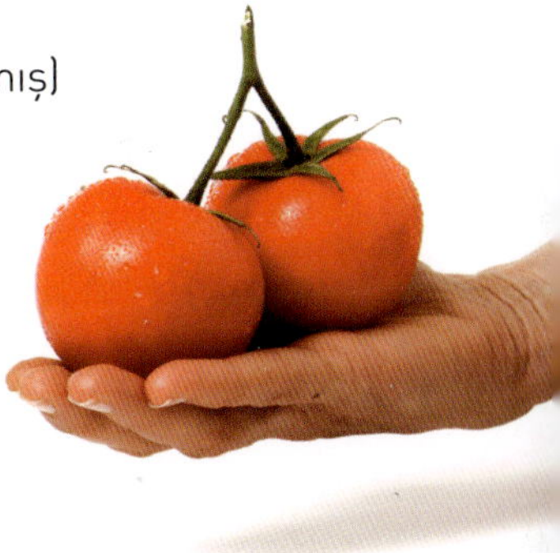

- Ev yapımı domates rendesi (yaz mevsiminde yapılmış)
- 1 yumurta
- 1 yemek kaşığı zeytinyağı
- 30 g kaşar peyniri
- 1 dilim tam buğday ekmeği

tarif

Domatesleri zeytinyağı ile hafifçe soteleyin (yağı yakmadan). Üzerine hafif çırptığınız yumurta ve rendelediğiniz kaşar peynirini ekleyip karıştırın ve pişirin. Yumurtayı çiğ bırakmamaya dikkat edin. 1 dilim tam buğday ekmeği ile tüketmesini sağlayın.

faydaları

Yumurta anne sütünden sonra en kaliteli proteindir. Hem bebeklerin, hem çocukların hem de yetişkinlerin mutlaka tüketmesi gereken bir besindir. Fakat yumurtayı sürekli aynı şekilde yemek bebeklerin yumurtadan soğumasına neden olabilir. Bu sebeple çeşitlendirerek pişirmek en güzelidir. Ayrıca yumurtanın pişirilmesindeki en önemli nokta, sarısının renginin değişmemesidir. Yumurtanın sarısının dışında yeşilimsi bir katman oluştuysa bu yumurta kesinlikle yenilmemeli, yani yumurta ne az ne de fazla kaynatılmalıdır. Bunların yanında domatesin faydası domates işlendikçe artar. Bu demek oluyor ki yazdan yaptığınız ve kışın kullandığınız domates konserveleri oldukça faydalı hale dönüşüyor.

4. Enerji Verici Patates Mıhlaması

malzemeler

- 1 adet patates
- 1 adet soğan
- 1 adet pırasa
- 1 adet yumurta
- 1 adet havuç
- 2 yemek kaşığı sıvıyağ

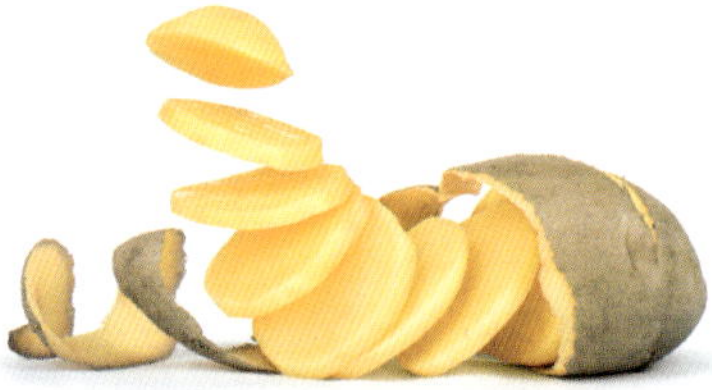

tarif

Yağınıza küp küp kestiğiniz soğan ve pırasayı ekleyin. Bir süre sonra küp küp kestiğiniz patatesleri ve havucu da ekledikten sonra az miktarda su ekleyin. Ocağın altını kısıp tencerenin kapağını kapatın. Patatesler yumuşadığında yumurtayı kırın.

faydaları

Karbonhidratlar çocuk ve bebek beslenmesinde çok önemli bir yerdedir. Bebekler hızlı büyür ve bu büyümede proteinlere ihtiyaç duyduğu kadar, proteinlerin vücutta yapı taşı olarak kullanılabilmesi için enerjiye dönüşecek karbonhidratlara da ihtiyaç duyarlar. Bu sebeple beslenmede protein ve karbonhidratın bir arada olması çok önemlidir. Patates iyi bir enerji kaynağıdır. Aynı zamanda potasyum yönünden de zengindir. Soğan ve pırasa iyi birer prebiyotiktir. Yumurta kaliteli bir protein kaynağıdır. Tüm öğünlerde kullanılabilir bir tariftir.

5. Yufka Cipsi

malzemeler

- 1 yufka
- 1 küçük kâse zeytinyağı
- 1 küçük kâse kadar zeytin
- 1 kâse süzme yoğurt

tarif

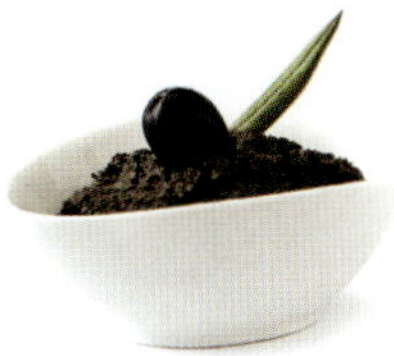

Yufkaları üçgen üçgen kesin. Fırça yardımıyla yufkaların üzerine yağ sürün. Zeytinleri ayrı bir yerde çekirdeklerinden ayırıp ezin ve her bir yufkanın üzerine küçük damlalar halinde koyun. Yufkaları fırınlayıp kıtır kıtır hale getirdikten sonra süzme yoğurda batırarak bebeğinize yedirebilirsiniz. Ya da yufka parçalarını önüne koyup kendisinin yemesini sağlayabilirsiniz.

faydaları

Bebekler ve çocuklar büyürken fazla karbonhidrata ihtiyaç duyarlar. Onları doğru kaynaklar ile beslemediğinizde yanlış gıdalara yönelebilirler. Yufkadan gelen karbonhidrat ve zeytinin yağından gelen omega-9 bebeğin gelişimine katkıda bulunacaktır. Ayrıca bebekler kıtır kıtır, çıtır çıtır şeyleri yemeye bayılır. Bebeğin bu isteğini doyurabileceği en güzel atıştırmalıktır.

6. Elmalı, Ayvalı, Portakallı Zeytinyağlı Kereviz

malzemeler

- 1 adet kereviz
- 1 adet elma
- 1 adet ayva
- 4 adet portakal
- 1 adet patates
- 1 adet havuç
- 4 yemek kaşığı zeytinyağı
- çok az kaya tuzu

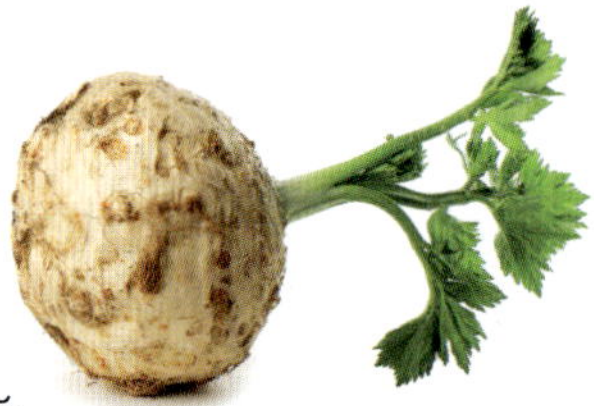

tarif

Tüm malzemeyi küp küp doğrayın. Önce zeytinyağına hemen patates, kereviz ve havucu ekleyin. Biraz pişirdikten sonra ayvayla elmayı ekleyin. Kerevizin saplarını da ince ince kesip yemeğe ilave edin. 2 su bardağı taze sıktığınız portakal suyunu ve biraz su ilave edip altını kısarak pilav gibi pişiriyoruz. Piştikten sonra biraz kaya tuzu ilavesi yapabilirsiniz.

faydaları

Kerevizin keskin tadı ve kokusu pek çok bebeğin kerevizi reddetmesine neden olabiliyor. Bu tarif ile hem kereviz gibi faydalı bir sebzeyi kolaylıkla bebeğinize yedirebileceksiniz hem de lif oranı, vitamin ve mineral değeri yüksek harika bir yemek yapmış olacaksınız.

7. Kabaklı Dereotlu Tuzlu Kek

malzemeler

- 2 orta boy yeşil kabak
- 2 avuç dereotu
- 1 su bardağı yoğurt
- 1 çay bardağı zeytinyağı
- 3 tepeleme yemek kaşığı tam buğday unu
- Aldığı kadar beyaz un
- 1 tatlı kaşığı buğday rüşeymi
- 3 yumurta
- 150 g beyaz peynir
- 50 g kaşar peynir
- 1 tatlı kaşığı tuz (istenirse ve 1 yaşından sonra)
- 1 paket kabartma tozu

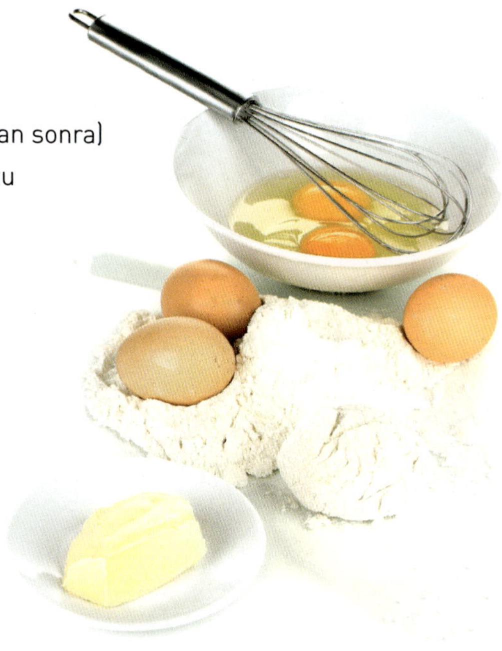

tarif

Büyük bir kaba yumurtaları kırıp, kestiğiniz dereotunu, yoğurdu, yağı, rendelediğiniz peynirleri ve tuzu ekleyip karıştırın. Kabakları rendeleyip suyunu sıkın. Tam buğday ununu ve buğday rüşeymini ekleyin. Üzerine aldığı kadar un ve kabartma tozunu ekleyin (kek kıvamı olacak). Kek kalıbınızı sıvıyağ ile yağlayıp fırına verin. Üzeri kızarınca içine kürdan sokup çıkararak pişip pişmediğini anlayabilirsiniz. Ilıdıktan sonra dilimleyin. Bebeğin kendi başına yemesine izin verin. Ev yapımı ayran ile beraber tüketilebilir.

faydaları

Bebeklerin en kolay tüketebildikleri gıdaların başında kek gelir. Tuzlu kek bir öğün olarak hem besleyici hem de tok tutucudur. Yanında yoğurt ya da ayran vererek bebeğin probiyotik kalsiyum alımı, aynı zamanda B2 alımı desteklenirken, kekin içindeki buğday rüşeymi, tam buğday unu gibi besinlerle bebeğin B vitaminlerinden zengin beslenmesi sağlanır. Düz bir kek yerine sebzeli olması hem sebze yemeyen bebeğe sebzeyi sevdirmek için güzel bir tariftir. Kekin yumurta, peynir ve yoğurt içermesi besin değerini yükseltir.

8. Balık Çorbası

malzemeler

- 2 çeşit büyük balık
- su
- 1 tane soğan
- 1 tane patates
- 1 avuç maydanoz
- 1 diş sarmısak
- tuz ve karabiber
- 2 çorba kaşığı un
- yarım çay bardağı zeytinyağı
- 1 adet limon
- 2 yumurta sarısı

tarif

Tencereye 1 litreden biraz fazla su ekleyin. Balıkları temizleyin. Ayrıca soğanı da doğramadan balıkla birlikte suyun içinde haşlayın. Balığı ve soğanı sudan alıp, kalan suyu süzgeçten geçirin. Balığı tekrar kalan kılçıklardan temizleyin. Patatesle soğanı küp küp, maydanozu ise ince ince doğrayın. Balığı küçük küçük kesin. Tüm sebzeleri demin süzgeçten geçirdiğimiz balık suyuna ekleyip pişirin. Unu ılık su ile sulandırıp tencereye ekleyin. Yumuşayan sebzelerin üzerine balığı ekleyin.

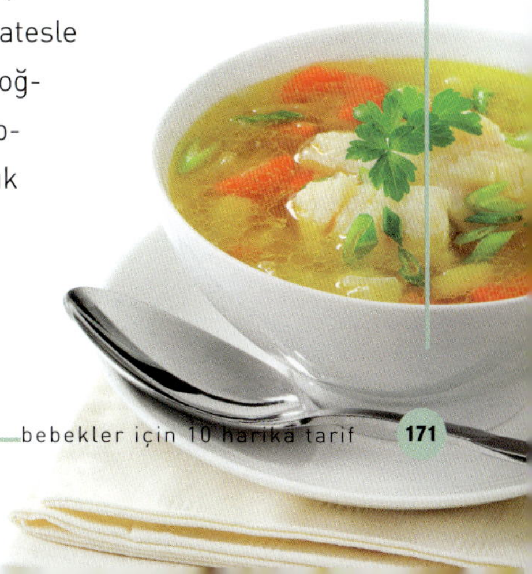

Çorbanın suyundan 1 kâse kadar bir kaba alın. İçine 2 yumurta sarısını ve limon suyunu ilave edin. Buradaki işlem terbiyeleme işlemidir. Terbiyeli istemeyenler uygulamak zorunda değil. Hızlı hızlı çırpıp yavaş yavaş çorbanın içine ilave edin. Zeytinyağını da ekleyip altını kapatın. Tuz ve karabiber ekleyebilirsiniz.

faydaları

Balık en önemli omega-3 kaynağı olmakla birlikte çok da kaliteli bir protein kaynağıdır. Yine enerji verici lezzetli bir çorbadır. Annelerin kılçık korkusu yüzünden balık veremediği bebekleri için çift temizleme işlemi olduğundan daha uygundur. Balıklar çok yumuşayacağı için bebek rahatlıkla tüketebilir.

9. Atom Çorba

malzemeler

- 2 yemek kaşığı tarhana
- 1 avuç nohut
- 1 avuç kıyma
- 1 yemek kaşığı domates salçası
- 1 adet domates
- 2 adet sivribiber
- az miktarda ev yapımı et suyu
- 2 yemek kaşığı sıvıyağ
- su

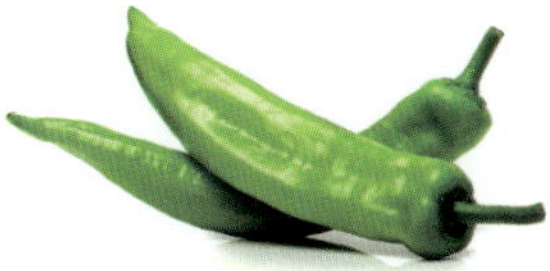

tarif

Sıvıyağ ile beraber kıymayı hafifçe kavurun. İçine biberi ve domatesi ekleyin.

Salçayı, tarhanayı ve nohudu (haşlanmış) kıymanın üzerine ekleyip kavurmaya devam edin, fakat yağı yakmamaya özen gösterin. Et suyunu da ilave edin. Üzerini su ile kaplayıp karıştırmaya devam edin. Kaynamaya başlayınca altını kısıp 5 dakika boyunca kısık ateşte bekletin.

faydaları

Eskiden beri Anadolu'da tüketilen en önemli besinlerden bir tanesi tarhanadır. Gerek vitamin ve mineral içeriği, gerek tok tutucu içeriği ile hem bebekler hem de yetişkinler için vazgeçilmez bir çorbadır. Bunlara ek olarak kıyma ile protein ve demir yönünden zenginleştirilmiş bir çorbadır. Ayrıca kuru baklagillerden nohudu içermesi ile posa miktarının artması besin değerini de artırmıştır.

10. Besleyici Sebze Tabağı

malzemeler

- 1 avuç kadar brokoli
- 1 adet havuç
- 1 adet patates
- 1 adet pancar
- 1 adet kapya biber

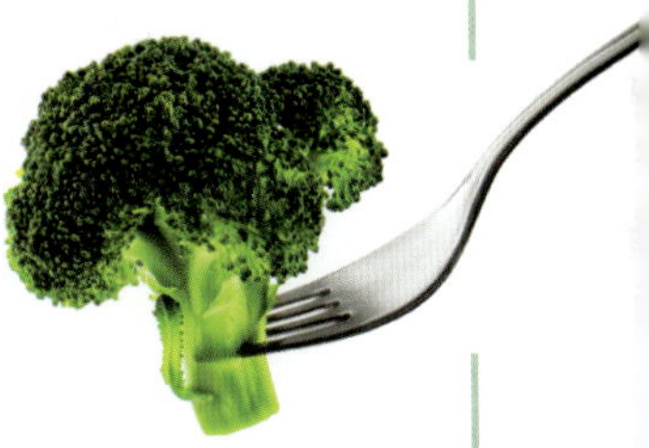

tarif

Sebzeleri parmak büyüklüğünde doğrayın. Üzerine zeytinyağı gezdirip fırın tepsisinde pişirin. Bebeğin önüne her birinden 1-2 tane ayrı ayrı koyun ve kendi başına yemesini sağlayın. Yanında süzme yoğurt ile tüketmesini sağlayın.

faydaları

Bebekler parmak gıdaları severler. Yani hafif yumuşak ama çiğneyebildikleri gıdaları. (Dişleri olmasına gerek yok, damakları yeterince keskindir.) Rengârenk sebzeleri elleriyle tutup yediklerinde hem yemek yeme alışkanlıkları gelişecek hem de farklı sebzeler deneyerek damak tatlarını genişletmiş olacaklardır. Mevsime uygun farklı sebzelerle yapılabilir.

Hastane Çantama Konulacaklar Listesi

- [x] ....
- [ ] ....
- [ ] ....
- [ ] ....
- [ ] ....
- [ ] ....
- [ ] ....
- [ ] ....
- [ ] ....
- [ ] ....
- [ ] ....
- [ ] ....

☐ ....

☐ ....

☐ ....

☐ ....

☐ ....

☐ ....

☐ ....

☐ ....

☐ ....

☐ ....

☐ ....

☐ ....

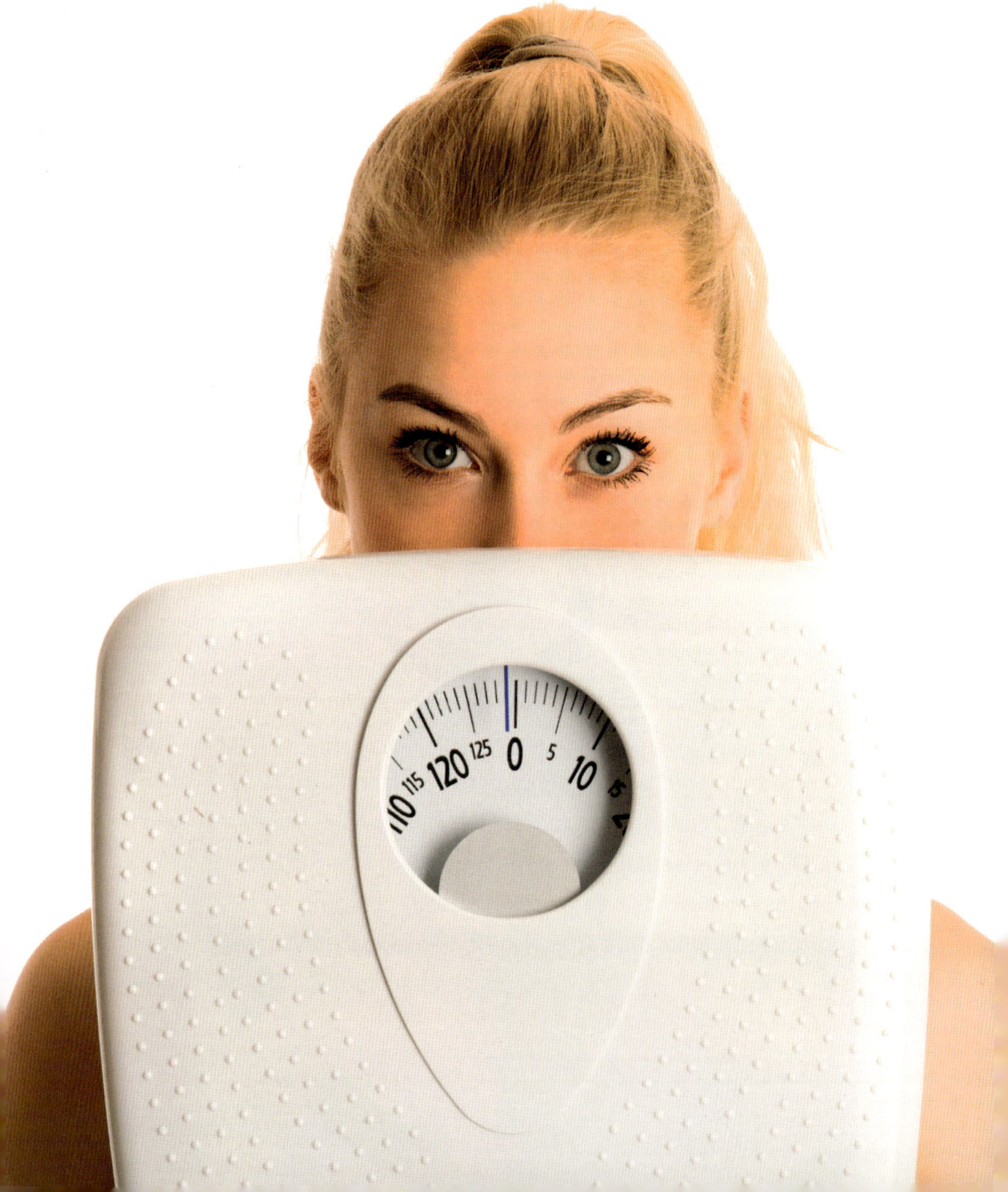
115 120 125 0 5 10

3 AYLIK EGZERSİZ VE KİLO TAKVİMİ

1. Ay İçin Egzersiz Takvimim

1	2	3	4	5	6	7
8	9	10	11	12	13	14
15	16	17	18	19	20	21
22	23	24	25	26	27	28
29	30	31				

2. Ay İçin Egzersiz Takvimim

1	2	3	4	5	6	7
8	9	10	11	12	13	14
15	16	17	18	19	20	21
22	23	24	25	26	27	28
29	30	31				

3. Ay İçin Egzersiz Takvimim

1	2	3	4	5	6	7
8	9	10	11	12	13	14
15	16	17	18	19	20	21
22	23	24	25	26	27	28
29	30	31				

Kilo Takvimim

Başlangıç kilom	
1. ayın sonunda	
2. ayın sonunda	
3. ayın sonunda	

1. hedefim	
2. hedefim	
3. hedefim	